編著
森光 康次郎
新藤 一敏

著
飯島 陽子
和泉 秀彦
伊藤 圭祐
伊藤 創平
木村 ふみ子
丹羽 利夫
濱渦 康範
矢内 和博

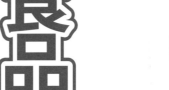

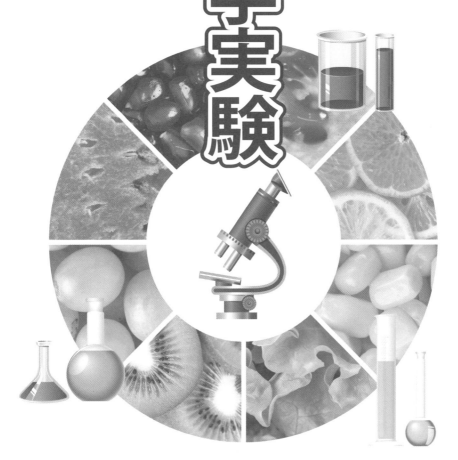

アイ・ケイ コーポレーション

まえがき

　図解「食品学実験」を刊行するにあたり，本書に関わるこれまでの出版履歴を簡単に説明したい。本書の起源となる健康を考えた「食品学実験」の初版は，2004年10月30日にさかのぼる。お茶の水女子大学名誉教授故小林先生と出版社と当時の編者らが打ち合わせ「フローチャートと図を多用したわかりやすい食品学実験書」をコンセプトに産声をあげた。刊行10年目に改訂新版へとコンセプトは引き継がれ，日本食品標準成分表における代表的な食品成分の分析実験に対して，フローチャートと実験図を挿入し，わかりやすく解説することを目指した。特に，実験図の多用は学生の理解を助け，文章やフローチャートだけでは伝わりにくい器具や測定機器，測定手順のイメージを明確に把握する手助けになると支持されてきた。

　今回は，この点をよりよく生かすために 図解 食品学実験 と書名も新たに再編集を試みた。また，巻末の TIPS は，ガラス実験器具の名称や形状，溶媒の特性，高圧ボンベに関する情報などを補完し，参考実験書としての役割を担っている。

　さらに加えて再編集に当たって，刊行15年を迎えた「健康を考えた食品学実験」が，農学系と管理栄養士・栄養士系，生命系学部などを中心に，理系での多分野で履修されていることにかんがみ，健康だけにこだわらず，図解による基礎的な食品分析実験書を刊行することとしたものである。本書のベースには，もちろん日本食品標準成分表2015年版(七訂)で収載されている代表的な食品成分分析実験手法を網羅している。新たに成分表に加わっているデンプン，ブドウ糖，果糖，乳糖などの炭水化物組成データの分析手法も，収載されている。また，実際に本務校にて食品学実験に携わっている大学教員が本書の著者として集まっているため，実験に用いる器具や準備すべき試薬類と機器類，操作手順における注意事項や各実験におけるポイントなどを可能な限り詳説するよう心掛けている。

　大学や学生数によっては，実施が困難な実験内容も含まれているが，教員においては本書の実験例を参照していただき，また学生においては実習していない実験項目を理解するために本書を活用いただきたい。本書には，実際の食材(香辛料や茶飲料など)を原料とした食品成分分析例も記載してあり，学部学生に興味を抱かせる内容となっている。

　本書利用者からのご指導・ご指摘により今後も本書が成長していくようご支援を賜ることができれば幸甚である。

　最後に，多忙中執筆に当たられた先生方，並びに編集・制作に粘り強く尽力をいただいたアイ・ケイコーポレーションの森田富子氏をはじめ，編集部の方々，さらに最終段階で，本書の命である実験図，章の構成や内容の細部吟味に惜しみないお力添えをいただいた宇都宮大学名誉教授 宇田靖先生 に深く感謝申し上げる。

　2018年1月

森光康次郎／新藤　一敏

目　次

序　実験上の注意事項　vi

1. 実験室における災害：その予防と対策……………………vi　伊藤　圭祐
2. 実験データの取り扱い（単位，有効数字，誤差）……………viii　森光康次郎
3. レポートの書き方…………………………………………x　森光康次郎

1章　分析法の原理と特徴　1

1. 重量分析……………………………………………1　丹羽　利夫
2. 容量分析……………………………………………2　濵渦　康範
   - 2-1　中和滴定に用いる試薬の調製および標定　4
3. 吸光光度法（ランベルト・ベールの法則）……………8　森光康次郎
4. 原子吸光分光法……………………………………13　飯島　陽子
5. クロマトグラフィー………………………………18　新藤　一敏
   - 5-1　薄層クロマトグラフィー　18
   - 5-2　高速液体クロマトグラフィー　19
   - 5-3　ガスクロマトグラフィー　21

2章　一般食品の分析　23

1. 試料の調製…………………………………………23　伊藤　圭祐
2. 水分（常圧加熱乾燥法）……………………………25　和泉　秀彦
   - 2-1　直接法　25
   - 2-2　乾燥助剤添加法　27
3. 脂　質………………………………………………32　丹羽　利夫
   - 3-1　脂質の定性実験　32
   - 3-2　脂質に関連する定量実験　36
4. タンパク質，アミノ酸……………………………53　和泉秀彦・新藤一敏
   - 4-1　タンパク質・アミノ酸の定性実験　53
   - 4-2　タンパク質の定量実験　57
   - 4-3　アミノ酸の定量実験　61
5. 炭水化物……………………………………………65　伊藤　創平
   - 5-1　糖類の定性実験　65
   - 5-2　糖類の定量実験　70
6. 食物繊維……………………………………………82　矢内　和博
7. 灰分（乾式灰化法）…………………………………88　伊藤　圭祐
8. 無機質………………………………………………90　新藤　一敏
   - 8-1　無機質分析のための試料前処理法　90
   - 8-2　ナトリウム，カリウム（原子吸光分光法）　91
   - 8-3　リン（バナドモリブデン酸吸光光度法）　93
   - 8-4　鉄　95
   - 8-5　カルシウム　98

9　NaCl ･････････････････････････････101　　　伊藤　創平

　9-1　ナトリウムイオン電極法　101　　9-3　モール法　105
　9-2　導電率電極法　104

10　ビタミン ･･････････････････････108　　　木村ふみ子

　10-1　ビタミンA（HPLC法）　108　　10-4　ビタミンC
　10-2　ビタミンB₁（HPLC法）　116　　　　　（HPLC法, 比色法）　121
　10-3　ビタミンB₂（HPLC法）　119　　10-5　ナイアシン
　　　　　　　　　　　　　　　　　　　　　　　（微生物学的定量法）　127

11　有機酸 ･･･････････････････････131　　　濵渦　康範

　11-1　酢酸（直接滴定法）　131　　11-2　総有機酸　133

3章　健康関連成分　139

1　抗酸化活性の測定法 ･･････････････139　　　新藤　一敏
2　スパイス中のフェノール性成分分析 ･･････144　　　森光康次郎
3　食品の香気成分分析 ･･････････････150　　　飯島　陽子

　3-1　柑橘果皮に含まれる香気成分　　　3-2　麦茶香気成分の抽出と
　　　　リモネンの定量分析　151　　　　　　　ピラジン類の分画と定性　153

TIPS　158

1　主な実験器具 ･･･････････････････158　　　森光康次郎

　1-1　基本的な実験器具類　158　　1-4　乾燥用器具　160
　1-2　反応用・蒸留用器具類　159　　1-5　ろ過用器具　160
　1-3　定量用器具　160　　1-6　その他　161

2　すり合わせ器具 ･･････････････････161　　　森光康次郎
3　プラスチック製品の種類と取り扱い ･････163　　　森光康次郎
4　器具の洗浄と乾燥 ･･･････････････165　　　矢内　和博
5　一般試薬の調製法 ･･･････････････167　　　濵渦　康範

　5-1　溶　媒　167　　5-5　微量の溶質が溶存して
　5-2　パーセント濃度試薬の調製　167　　　　　いる場合の濃度表示　169
　5-3　モル濃度試薬の調製　167　　5-6　液体試薬のうすめ方　169
　5-4　規定度　168

6　緩衝液の種類と調製法 ･････････････170　　　森光康次郎
7　有機溶媒の性質一覧 ･･････････････171　　　森光康次郎
8　乾燥方法（固体, 液体, 気体） ･･･････173　　　森光康次郎
9　高圧ボンベの種類と取り扱い ･･･････177　　　森光康次郎

　9-1　高圧ガスボンベの種類　177　　9-2　高圧ガスボンベの
　　　　　　　　　　　　　　　　　　　　　　　取り扱い　177

　＊参考文献 ･････････････････････179
　＊索　引 ･･････････････････････180

序 実験上の注意事項

1 実験室における災害：その予防と対策

食品学実験はさまざまな化学的・物理的手法を用いて食品を分析するものであり，食品中の栄養成分や機能成分の有無やその量を知るために重要である。実験を行う際にはその理論や基本操作，得られたデータの処理方法を身につけることが不可欠である。実験にはさまざまな試薬や器具が用いられ，誤った操作を行った場合には危険を伴うこともある。そのため実験者自身が実験の原理や注意すべき事項をよく理解し，また真面目な態度で実験に臨むことが，安全に実験を進めるうえで大切である。それらを怠ると，自分自身のみならず，まわりの実験者も危険に曝すこととなる。事故の予防や対策についても，よく理解したうえで実験を始めてほしい。

（1） 実験の心得

（1） 実験室への入室前

- 白衣を着用し，そのボタンはとめる。実験中に危険な試薬をこぼすことがあるため，履物は足の甲がむき出しになるサンダルなどは避け，また靴底が滑らないものを選ぶ。酸やアルカリの試薬が飛び散る，熱したガラス器具が破損するなどは起きやすい事故である。失明の危険を避けるため，保護メガネを必ず着用する。
- 実験の目的や内容をあらかじめよく理解し，器具や試薬の使用方法や危険性について十分理解しておく。また万一の事故を想定し，予防措置や対処方法について確認しておく。

（2） 実験室内での行動

- 毒物摂取の危険性から，実験室内での飲食は禁止。また可燃性有機溶剤などが引火する危険を避けるため，喫煙は厳禁である。
- 私語は慎み，器具や私物に手や足を引っかけないように机上・通路は整理しておく。
- 非常用シャワーや消化器，避難経路などの位置を確認しておく。
- 実験室内の機器や試薬は指導者の指示に従って扱い，勝手に操作や移動してはならない。
- ドラフトなど，特定の場所での操作が必要な試薬は定められた場所で扱う。
- グループで実験を行う場合は，各自が全体像を把握・理解し，人任せにしないこと。実験に参加せず私語にかまけることは大変危険である。
- 器具や機器の破損，異常に気づいた場合は，速やかに指導者に申し出る。

（3）　実験終了後

- ゴミや廃液は定められた方法に従って処理する。不明な点は指導者の指示に従い，自己判断しないこと。誤った処理は法令違反となるだけでなく，爆発などの危険もある。
- 使用した器具は，洗浄が必要であれば指導者の指示に従って洗浄し，指定された場所に返却する。
- 実験台とその周囲を清掃する。水道やガスの元栓，電気器具のスイッチには特に注意し，実験開始時と同じ状態に戻す（特別な理由がなければ切っておく）。

（2）　**事故とその予防**

（1）　火　災

- 食品学実験ではガスバーナーなどでの加熱や，可燃性有機溶剤による成分抽出などの操作を行うことも多い。これらは火災の原因ともなりやすい操作であるため特に注意が必要である。
- ガスバーナーや電熱線は加熱したまま放置せず，何かが起きた場合でもすぐに対処できるように必ず誰かが近くで見ておく。消火の際は，きちんと火が消えたことを確認する。
- 可燃性有機溶剤はドラフト内や換気のよい場所で扱う。実験室内で他者が火を扱っている場合は，たとえ離れていても引火の恐れがあるため注意が必要である。

（2）　火災が起きた場合の対処

- 出火直後であまり火が大きくない場合は，まず落ち着いて周囲の可燃物を遠ざけた後，消化器等を用いて消火する。油のように，水より軽く水と混ざらない有機溶剤が燃えている場合に水をかけると，急激に火が広がるため絶対にしてはならない。
- 火が大きく自分の手に負えないと判断した場合には，速やかに退去して，火災報知器等で緊急通報処置を行うとともに，大きな声で火災が起きたことを周囲に伝える。
- 衣服に火がついた場合は走り回ってはならない。他の人による消火が難しくなるだけでなく，空気によって火の勢いが増す。床にこすりつけて消火し，周りの人に消火してもらうほうがよい。近くにあれば非常用シャワーを用いてもよい。

（3）　薬品の取り扱い

- 特に危険な薬品は素手で触らず，ニトリルグローブなどを用いる。ただし，ある種の有機溶剤はニトリルグローブを分解するため注意が必要である。試薬類は薬さじを用いて必要量をはかり取る。有機溶剤や強酸，強アルカリ溶液などの危険試薬は必要に応じてドラフト内で取り扱い，これらをは

かり取る時には安全ピペッターを用いる。
- 試薬に触れた手で目などをこすらない。また同手でビーカーなどの機器やドアノブなどに無意識に触れてしまうこともあるため，注意する。
- 試薬びんの口元には顔を近づけない。試験管を加熱する際は中の溶液が突沸する可能性があるため，試験管の口を人に向けてはならない。

(4) 薬品による事故が起きた場合の対処
- 薬品が皮膚についた場合は速やかに流水で洗浄する。万が一目に入った場合も流水でよく洗浄するが，その際にこすってはならない。応急処置後，必ず速やかに指導者の指示を受け，医師の診断を受ける。
- ガス中毒の場合は，室内にガスが充満している可能性を考慮して，火気に注意して速やかに換気を行う。実験室内で人が倒れている場合，目に見えないガスによって酸欠を起こしている可能性もある。救助のため不用意に部屋に踏み込むと二次被害を生む可能性もあるため注意が必要である。

(5) 器具による事故が起きた場合の対処
- ガラス器具は破損しやすい。傷のあるガラス器具の使用は避け，特に加熱時に急に破損して破片が目に入ることもあるので保護メガネを着用する。
- ガラスは濡れた状態では滑りやすくなる。洗浄時にも注意が必要である。
- 破損したガラスを素手で触ることは避ける。ガラス破片は非常に鋭利であり，大変危険である。薬品が入ったびんを破損した場合は中身に応じた処理が必要であるため，わからなければ指導者の指示を仰ぐ。
- ガラス破片による切り傷は消毒後に傷薬を塗る。ただし，傷が深い場合やガラス破片が残っている場合には，医師の手当を受ける。出血がひどい場合は，患部を圧迫して止血し，速やかに医師の手当を受ける。

2　実験データの取り扱い（単位，有効数字，誤差）

食品に係る定量実験で測定される容量は mL，重量は g，mg が一般的である。これらの数値を実験器具ではかり取るが，複数の測定を行うと測定値は必ずばらつきが生じる。これを実験誤差という。この実験誤差がどれだけあるかを明らかにするため，通常は複数回（一般的には3回以上）の測定を行い，棄却する測定値の決定，棄却しない測定値のばらつきを標準偏差で示す（標準偏差の算出）などの処理を行う（測定値の棄却，標準偏差の算出に関する方法は他の参考書を参照されたい）。

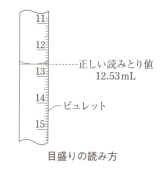

目盛りの読み方

前ページの図でビュレットを用いて滴定に要した液量を計測する場合，最小目盛の1/10まで目測で読みとった値を測定値（有効数字）として用いることになっている。この図の場合，読みとった値は12.53 mL となるが，最後の3は目測で判定したものであり，不確かを含む。有効数字とは，最後の一桁にこの不確かを含む数値であり，使用する実験器具の精度により有効数字の値は異なってくる。器具ごとの大まかな有効数字決定のルールを以下に示す。

- 電子天秤，分光光度計：表示された値そのものが有効数字
- ビュレット，メスシリンダー：器具に書かれた最小目盛りの1/10まで目測で読んだ数値が有効数字
- ホールピペット：小数点以下2桁目まで保証された値が有効数字（例えば，5 mL ホールピペットでは5.00 mL が有効数字）。
- メスフラスコ：小数点以下1桁目まで保証された値が有効数字（例えば，50 mL メスフラスコでは50.0 mL が有効数字）。

　注]ビーカー，三角フラスコ，駒込ピペットは正確な液量測定に用いてはならない。また厳密にはホールピペットやメスフラスコの有効数字は容器の大きさや，製造メーカーによって異なるので，各実験器具の表示に従うこと。

　有効数字を取り扱う場合，それらの加減算では，式中の最も不精密な数値（少数点以下の桁数の少ない数値）と同じ精密度（最も不精密な数値と同じ少数点以下の桁数）で結果を表す。例えば，ともに有効数字である51.3と7.85を足す場合，数字（電卓）上の結果は59.15となるが，最も不精密な数値である51.3は少数点以下1桁であるので，小数点以下2桁目の5を四捨五入して59.15→59.2とする。一方，有効数字数値同士の乗除算では，最小有効数字桁数に合わせて結果を表す。例えば，ともに有効数字である8.4×5.12を計算する場合，数字（電卓）上は43.008となるが，最小の有効数字桁数である8.4（2桁）に合わせて，3桁目の0を四捨五入して43とする（なお，43より4.3×10^{1}としたほうが，より2桁であることはわかりやすい）。

　実際は，実験で得られた有効数字のある数値を複数用いて加減算および乗除算を行い，データ計算（含有量の計算など）を行うことがほとんどである。その場合，必ず加減算を先に行って，乗除算のみの式にして計算を実行できる。したがって，それぞれの計算で前述のルールに従えばよい。

　またデータ処理で出てくる×100（パーセンテージ値とするときの処理）の100や，2 mol/L（F 1.033）の溶液の2などは有効数字のある数値（実験で求められた測定値）ではない。したがって，これらの数値の桁数は乗除算の最小有効数字桁数を考える対象から外さなければならない。

　有効数字のある数値を含む式を計算して実験結果を算出するときは，まずは前出した各理論を考慮せずに電卓で計算を実施する。その後で，理論に従うと計算結果の有効数字がどのような桁数になるかを考えて，その有効数字

より1つ大きい桁数目の値を四捨五入して計算結果の数値とする。なお，一気に複雑な計算式を計算することが苦手で，いくつかの計算式に分けて計算したい人もいる。その場合，各計算式結果の有効数字桁数を理解したうえで，電卓で計算して得られる有効数字桁数より2桁程度多い数字を用いて，次の計算式処理を行っていく。最後の計算式処理後に，複数の計算式全体から導かれる理論的な有効数字桁数に合わせればよい。

3 レポートの書き方

レポートの構成

レポートは，序，実験方法，考察，参考文献から構成される。このほかの記載必要事項については，指導の教員に従うこと。

① 序(Introduction)

実験の目的と背景(Background)を述べる。測定を行う成分や測定方法，試薬に関することは，参考文献をあげて記載すること。

② 実験方法(Materials & Methods)

試薬などに関する(調製方法を含む)記載が必要であり，測定装置や追試可能なように実験手順が記載されていること。

③ 結果(Results)

実験結果を明確に記す。測定値から計算を行った場合は，その経緯を明確にしておくこと。単位と有効数字に十分注意すること。

④ 考察(Discussion)

実験結果から得られた事項を，箇条書きや明確な文章で記述すること。関連する実験結果の報告例がある場合は，参考論文としてあげ，さらに考察を重ねることができる。もし，失敗した実験がある場合は，失敗に関する考察も大変重要である。失敗理由を考え，一見無意味に思える結果をも見直してみる。

⑤ 参考文献(References)

本文と連動して引用順に番号を付したり，著者名のアルファベット順に並べる方式もある。書誌事項に関して，ルールを決めて記載する。著者(編者)，タイトル，文献名(書名，出版社)，巻数，ページ数，発行年(出版年)は，最小限，データを記載すること。

1章 分析法の原理と特徴

1 重量分析

試料から何らかの方法で目的成分を分離し，その質量を測定して目的成分の定量を行う方法を重量分析という。重量分析は，揮発法，抽出法，沈殿法に分けられる。重量の測定は分析の際の最も基本的な実験操作であり，現在では電子天秤を用いるのが一般的である。

揮発法　揮発法は
① 定量しようとする成分が揮発性であるか，あるいはその成分が揮発性物質に変換できる場合
② 定量しようとする成分が不揮発性であり，その他の成分がすべて揮発性の成分で構成されている場合
に適用することができる。揮発法は大きく，次の2つに分けられる。
- 直接法(吸収法)：揮発した目的成分を適当な吸収剤に吸収させて，その増量から定量する。
- 間接法(減量法)：揮発する目的成分をすべて試料から追い出した後，残った試料の重量を測定し，減少した重量より目的成分を定量する。食品中の水分の定量などに用いられる。

抽出法　試料からある目的成分を定量しようとするとき，有機溶媒などで目的とする成分を溶かして取り出す(抽出)方法，あるいは逆に不溶物として残すことにより分離する方法。抽出液，または不溶物から有機溶媒などの目的成分以外の物質を除いた後，重量を測定することにより，目的成分を定量する。
食品中の脂質の定量などに用いられる。

沈殿法　定量を目的とする成分のみを，難溶性の化合物として沈殿させ，その沈殿を乾燥または強熱してその質量を正確に測定し，その結果から目的とする成分の量を求めるものである。この方法の適用には
① 沈殿の溶解度が非常に小さく，定量を目的とする成分の沈殿が完全に起こる。
② 定量を目的とする成分の沈殿に他の成分の沈殿が混入せず，他の成分の洗浄が完全にできる。
などの条件を満たすことが望ましい。主に無機イオンの定量に用いられる。

■ 1 　重量分析　1

定量を目的とする成分に沈殿剤を加えて得られる難溶性の化合物，あるいは単体を沈殿形とよぶ。沈殿形は一定の組成をもつとは限らず，乾燥時に形が変化することがある。沈殿形を強熱して一定の組成をもった安定な形として秤量する。この形は，秤量形とよばれる。

沈殿の生成には，溶液の温度・濃度，酸・塩基の濃度，沈殿剤の添加方法，静置時間などが影響を与える。定量にあたって精度上問題となるのは，純粋な沈殿が得にくいこと，沈殿の回収が不十分にしか行われないこと，ろ過洗浄中，沈殿がろ紙を通過して一部が失われることなどである。そのため微量成分の定量には適さないので，試料中の主成分の定量となるとき用いられる。

2　容量分析

容量分析とは，目的成分と反応する溶液を滴下し，反応完了に必要な体積を測定して目的成分の定量を行う分析法である。通常，「滴定」と同じ意味に用いられる。中和滴定は容量分析の代表的なものである。容量分析は，簡単な器具と操作で迅速かつ精度よく定量できることが利点である。滴定では，ビュレットから滴下させた液体の体積を測定して定量する。すなわち，濃度既知の溶液をビュレットより試料液に滴下し，反応終点までに要した体積から被検物質量，または濃度を求めるといった方法が一般的である。容量分析に用いられる反応には，反応が定量的に進行し，反応速度が大きく，終点が明確であるなどの条件が必要である。

◖◗ 標準物質と標準溶液

容量分析には，反応形に対応して，中和滴定(酸・塩基滴定)，酸化還元滴定，沈殿滴定，キレート滴定などがある。

これらの分析には，濃度の基準になる標準物質が必要となる。標準物質は，次のような条件を満たしている必要がある。

① 秤量中に質量が変化しないこと(水や二酸化炭素の吸収をしない)。

② 高純度(JIS規格では99.97%以上)で入手できること。

③ 目的とする反応が迅速かつ定量的に進行すること。

標準物質としては，炭酸ナトリウム，シュウ酸ナトリウム，塩化ナトリウムなどが用いられる。

標準物質を用いて調製した，濃度の正確な溶液を，一次標準液という。これに対し，揮発性や吸湿性があったり，保存中に風解・分解などの化学変化を起こしやすい化合物の溶液でも，一次標準液で滴定することにより正確な濃度を求め，滴定溶液として使うことができる。この操作を標定といい，標定によって濃度を決定した溶液を，二次標準液という(表1-1)。

容量分析にあたっては，一次標準液の調製，あるいは二次標準液濃度の標定が必要となる。また，反応の終点を色の変化で知らせる指示薬が必要となる場合が多い(表1-2)。

表1-1　滴定の種類と標準物質の例

	一次標準物質（価数）	標定対象となる二次標準溶液	指示薬
中和滴定	塩　基 　炭酸ナトリウム（2価）	酸標準液 　例　0.1 mol/L（0.1 N）塩酸	pH 指示薬 （表1-2参照）
中和滴定	酸 　シュウ酸二水和物（2価） 　フタル酸水素カリウム（1価）	塩基標準液 　例 0.1 mol/L（0.1 N）水酸化ナトリウム 　　　0.1 mol/L（0.2 N）水酸化バリウム 　　　0.1 mol/L（0.1 N）水酸化カリウム	pH 指示薬 （表1-2参照）
酸化還元滴定	還元剤 　シュウ酸二水和物（2価） 　シュウ酸ナトリウム（2価）	酸化剤標準液 　例　0.02 mol/L（0.1 N）過マンガン酸カリウム	
酸化還元滴定	酸化剤 　ヨウ素酸カリウム（5価）	還元剤標準液 　例　0.1 mol/L（0.1 N）チオ硫酸ナトリウム	デンプン溶液
沈殿滴定 （モール法）	塩化ナトリウム	例　0.1 mol/L（0.1 N）硝酸銀	クロム酸カリウム
キレート滴定	炭酸カルシウム****	EDTA（エチレンジアミン四酢酸二ナトリウム）	エリオ T* PAN**，XO***

＊エリオクロームブラック T，＊＊1-ピリジルアゾ-2-ナフトール，＊＊＊キシレノールオレンジ
＊＊＊＊標準物質として扱える炭酸カルシウムが市販されている。
mol/L：モル濃度，N：規定濃度（モル濃度×価数）

表1-2　中和滴定で用いられる指示薬の種類と変色域

指示薬名	変色域	酸性色	塩基性色	溶媒（濃度）
メチルオレンジ	3.0～4.4	赤	橙黄	水（0.1%）
ブロムクレゾールグリーン	3.8～5.4	黄	青	80% EtOH（0.04%）
メチルレッド	4.4～6.2	赤	黄	60% EtOH（0.2%）
フェノールレッド	6.4～8.0	黄	赤	90% EtOH（0.1%）
ニュートラルレッド	6.8～8.0	赤	黄橙	60% EtOH（0.1%）
フェノールフタレイン	8.2～10.0	無	紅	90% EtOH（1%）
チモールフタレイン	9.3～10.5	無	青	90% EtOH（0.1%）

EtOH：エタノール

2-1 中和滴定に用いる試薬の調製および標定

〔1〕 一次標準液としての0.05 mol/L(0.1N)シュウ酸標準溶液の調製

● **試　薬**　特級シュウ酸二水和物(MW 126.07)：(COOH)$_2$・2H$_2$O

● **器　具**
装　置　メスフラスコ(100 mL)，秤量びん，ろうと，ろうと台，かき混ぜ棒(ガラス棒)，上皿天秤，電子分析天秤

● **操　作**

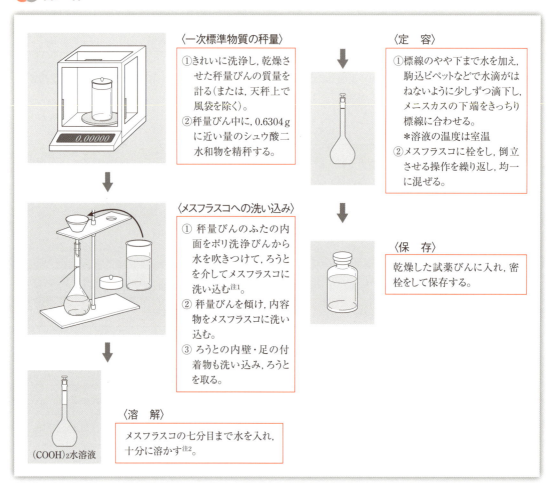

〈一次標準物質の秤量〉
① きれいに洗浄し，乾燥させた秤量びんの質量を計る(または，天秤上で風袋を除く)。
② 秤量びん中に，0.6304 gに近い量のシュウ酸二水和物を精秤する。

〈メスフラスコへの洗い込み〉
① 秤量びんのふたの内面をポリ洗浄びんから水を吹きつけて，ろうとを介してメスフラスコに洗い込む注1。
② 秤量びんを傾け，内容物をメスフラスコに洗い込む。
③ ろうとの内壁・足の付着物も洗い込み，ろうとを取る。

〈溶　解〉
メスフラスコの七分目まで水を入れ，十分に溶かす注2。

〈定　容〉
① 標線のやや下まで水を加え，駒込ピペットなどで水滴がはねないように少しずつ滴下し，メニスカスの下端をきっちり標線に合わせる。
*溶液の温度は室温
② メスフラスコに栓をし，倒立させる操作を繰り返し，均一に混ぜる。

〈保　存〉
乾燥した試薬びんに入れ，密栓をして保存する。

(COOH)$_2$水溶液

注意事項
注1　溶解するとき発熱する物質は，半量ほどの水を加えてビーカーでよく溶かし，室温まで冷ましてから，上記と同じ要領でメスフラスコに移し入れる。このとき，ビーカーの内壁についた溶液をよく洗い込むこと。
注2　市販の体積計は，抜き取り検査ではあるが検定してある。JISやその他の検定マークが記してある容器は，検定公差を考慮に入れていれば改めて検定する必要はない。公差を用いた体積補正の必要があるときは，詳しい実験書をみること。

計算例

一次標準溶液の濃度（シュウ酸二水和物0.6404gをはかりとって溶解し100mLにした場合）

シュウ酸標準溶液のモル濃度（mol/L）

$= \dfrac{はかり取ったシュウ酸二水和物の質量(g)}{シュウ酸二水和物の分子量(g/mol)} \div 溶かした溶液の体積(L)$

$= \dfrac{0.6404\,g}{126.07\,g/mol} \div 0.1000\,(L)$

$= 0.05080\,mol/L$

0.05 mol/L シュウ酸標準溶液の力価

$F = \dfrac{0.05080\,mol/L}{0.05\,mol/L} = 1.016$ 　　または　　$\dfrac{0.6404\,g}{0.6304\,g} = 1.016$

〔2〕 二次標準溶液（滴定溶液）としての 0.1 M 水酸化ナトリウム溶液の調製と標定

● **試　薬**　　1　水酸化ナトリウム
　　　　　　　2　シュウ酸標準溶液（〔1〕で調製したもの）
　　　　　　　3　フェノールフタレイン溶液（表1-2参照）

● **器　具**
　装　置　上皿天秤，ビーカー，三角フラスコ，ビュレット，ホールピペット（10mL），
　　　　　　安全ピペッター，メスシリンダー，pHメーター

● **操　作**

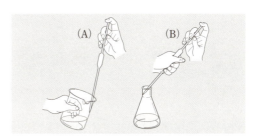

〈安全ピペッター使用法〉

①指ではさんで押しながら球をにぎる（球の空気を抜く）。
②指で押して液を扱う。
③指で押して液を出し，標線より少し上方に合わせる。
10mLホールピペット
液を吸い込むときは，ピペット先端は必ず液中にあること。

〈安全ピペッターを使用しないとき〉

口で標線の上まで液を吸い上げたのち，人差し指の腹でピペットの上を強く押さえて液の下降を止める。次にピペットの上を押さえる力をゆるめて少しずつ空気がピペット上部から入るようにしてやると液面が下がってくるので，液の上端が標線に合ったところで，もう一度強く押さえて液の下降を止める（A）。実験で用いる器具の中にピペット内の液をすべて出して使用する。液をすべて出すには最後にピペットの上を押さえた状態で中央部分を手のひらで覆って暖める（B）。

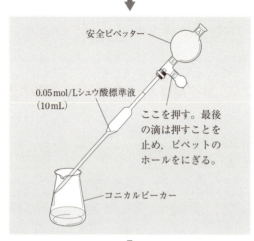

〈水酸化ナトリウム溶液の調製〉

① 電子天秤に小ビーカーをのせ、水酸化ナトリウムを0.80 gはかり取る。
② 200 mL容三角フラスコに移す。
③ 水200 mLをメスシリンダーで計り入れ、撹拌して溶かす。
④ 水酸化ナトリウム溶液をビュレットに入れる。
＊コックを開け、空気を追い出して溶液を先端までしっかり満たす。

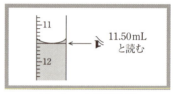

ビュレットの読み方

〈一次標準溶液の準備〉

シュウ酸標準溶液10 mLをホールピペットに取り、滴定用の容器に入れる。

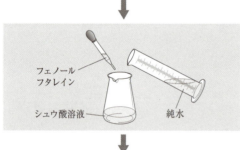

〈水および指示薬の添加〉

純水20 mLをメスシリンダーを用いて加え、指示薬のフェノールフタレイン溶液を2,3滴加える。

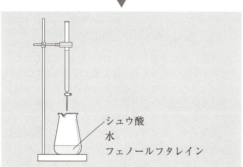

〈滴　定〉

① 容器を振り混ぜながらビュレットから水酸化ナトリウム溶液を滴下する。液全体の微紅色が消失しなくなったら滴下を止め、滴下量を記録する。この滴定操作を、少なくとも3回繰り返す。
＊滴定値の差は0.05 mL以内が望ましい。
② 滴定に要した水酸化ナトリウム溶液の容量の平均値を用いて、計算により濃度を求める。

濃度の計算

$$0.1\,mol/L\,水酸化ナトリウム溶液のモル濃度\,(M_b) = \frac{M_a \times m \times V_a}{n \times V_b}$$

M_a：酸の標準液モル濃度

m：酸の価数

V_a：ホールピペットで採取した酸標準液の体積

n：塩基の価数

V_b：中和に要した塩基の体積

$0.1\,mol/L$ 水酸化ナトリウム溶液の力価 (F)

$$F = \frac{求めたモル濃度\,(M_b)}{0.1\,mol/L}$$

$$または \quad F = \frac{酸の力価 \times V_a}{n \times V_b}$$

計算例

《M_a が $0.05080\,mol/L$, $m=2$, $M_b = 0.1012\,mol/L$, $V_b = 10.04\,mL$ の場合》

$$F = \frac{0.1012\,mol/L}{0.1\,mol/L} = 1.012$$

$$または \quad F = \frac{1.016 \times 10}{1 \times 10.04} = 1.012$$

＊中和反応の量的関係

$$[H^+]の物質量 = [OH^-]の物質量$$

$$M_a \times m \times \frac{V_a}{1,000} = M_b \times n \times \frac{V_b}{1,000}$$

$$\frac{V_a}{1,000}\,および\,\frac{V_b}{1,000} \quad は体積単位をリットル\,(L)\,にするため$$

$$M_a \times m \times V_a = M_b \times n \times V_b$$

《滴定値が $10.04\,mL$ であった場合》

$$0.05080 \times 2 \times 10.0 = [M_b] \times 1 \times 10.04$$

$$[M_b] = \frac{1.016}{10.04} = 0.1012$$

水酸化ナトリウムの濃度は $0.1012\,mol/L$ となる（$F=1.012$ の $0.1\,mol/L$ 水酸化ナトリウム溶液）。

3 吸光光度法(ランベルト・ベールの法則)

分析対象の成分を含む溶液に，紫外光(200～340 nm)や可視光(340～700 nm)領域の単色光(単一の波長をもつ光)を通過させると，物質ごとに特有の波長の光のみを固有の強さで吸収する現象が観測される。これは物質内の電子が，その化学結合に依存して特有の光を吸収して高いエネルギー準位に遷移するという性質(電子の励起という)をもつことに由来するものである。本現象に基づき，特定の波長の光の吸収量を観測して溶液中の目的成分の濃度を求める分析を吸光光度法あるいは比色分析法という。本章では，基本的な吸光光度法の原理について説明する。

なお成分ごとに吸収される光の波長が異なるため，吸光光度法の応用として，異なる成分(不純物)が含まれていても，測定波長をうまく選択することにより目的成分の濃度を求める実験も可能である。また，さまざまな波長の光を当てて，目的成分がどのような波長の光を強く吸収するかを調べることにより，その化学構造に関する情報を得るという分析実験も可能である(このような実験については，詳しい他の参考書を参照されたい)。

測定原理

強度 I_0 の単色光が，溶液層を通過して強度が I に減少(透過光の強さ I は l と C の増加量とともに指数関数的に減少する)した場合(図1-1)，この溶液層による光の吸収割合(吸光度，A)は，次式によって算出される。

$$\frac{I}{I_0} = t \text{ (透過度)}, \quad 100\,t = T\,\% \text{ (透過率)}$$

$$-\log t = \log \frac{1}{t} = A \text{ (吸光度)}$$

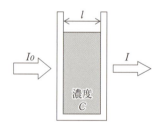

I_0：入射光の強さ
I：透過光の強さ
l：溶液層の厚み(cm)
C：溶液の濃度(mol/L)

図1-1　吸光光度法の原理図

吸光度 A は，液層の厚さ l に比例〔ランベルト(Lambert)の法則〕し，溶液の濃度 C (mol/L)にも比例〔ベール(Beer)の法則〕する。

よって，吸光度 A は

$$A = -\log t = \log \frac{I_0}{I} = k \times C \times l$$

k：吸光係数(C と l の単位に依存)

の式で表される。

これをランベルト・ベールの法則という。

通常，1 mol/Lの溶液1 cmを通過するときの吸光度より求まるkをモル吸光係数：εとし，次式によって算出する。

$$A = \varepsilon \times C \times l$$

すなわち，この式から溶液の厚さlを一定（通常1 cm）にすれば，吸光度は溶液に溶けている溶質の濃度に比例することがわかる。この吸光度を調べる装置が分光光度計で，単色光を得るためにプリズムや回折格子を用いている光度計をいう。分光光度計では，このAの値が分析値として表示されるので，これを用いてCを求めることが実験の目的である。

ランベルト・ベールの法則は，現在ブーゲ（またはブーゲー）・ベールの法則と表記されている本もある。ブーゲの発見した法則を数式化したのがランベルトで，どちらに敬意を表するか，どこの国でよぶ法則かなどにより，さまざまな名称が用いられている。

装置

分光光度計の装置を図1-2に示す。分光光度計は，大きく光源部，分光部，試料部，検出部，表示・記録部の5つからなっている。

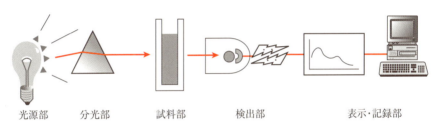

図1-2 分光光度計の装置図

（1） 光源部

重水素ランプ（190〜360 nm用）とタングステンランプ（360〜700 nm用）の双方が組み込まれており，波長選択とともに自動的にランプが切り替わる。光源が安定するのに時間を要するため，使用開始の10分前までにはスイッチを入れておくこと。最近では，光源にキセノンランプ（220〜700 nm）や石英ヨウ素ランプ（350〜800 nm）が用いられているものもある。

（2） 分光部

古い装置ではプリズムを用いて分光していたが，現在の装置では回折格子（1 mm当たり1,000本程度の溝を正確に刻んだガラス板か石英板）が使われている。回折格子を回転させ，特定波長の単色光を入射光として取り出している。取り出すときに用いる細い隙間（スリット）の幅が狭いほど，波長精度がよくなり分解能は上がるが，それだけ光量が減るため，光のエネルギーは減少し検出感度がわるくなる。

（3） 試料部

　可視光領域のみの測定ではガラスセルを，紫外光・可視光領域を測定する場合は，石英セル（ガラスセルの5倍，10倍の値段）を用いる。試料溶液量に合わせて，ミクロセルなども選択可能である。最近では安価な使い捨てセル（可視光領域用，素材によっては280 nm から使用可能）もある。また，現在の装置では，入射光ビーム焦点がほぼ点に近い機種が増えているため，セル内の試料液量が少なすぎると，試料溶液にビームが通過しないことがある。このため，セル内での液の高さに注意すること（2/3程度は入れる）。

（4） 検出部

　透過した光は，光電管（光電子増倍管）に達して光電流に変えられ，測定される。

（5） 表示・記録部

　最近の装置では，吸光度をデジタル表示したり，吸収スペクトルの自動取り込みと解析を行うコンピューター（長音）が付随したものが多い。

◑ 測　定

（1） 吸収セル

①**ガラスセル**：パイレックスガラス（2 mm 厚）の場合，360 nm 以上はほぼ100％の透過率，340 nm で85％，320 nm で70％，300 nm で23％，280 nm でほぼ0％の透過率となっているため，使用したとしてもせいぜい320 nm 以上とする。使い捨てのセル（プラスチックや高分子素材）も用いられる。

②**石英セル**：紫外光・可視光領域に使用。ただし高価なため，破損したときを考えて可視光領域のみの測定時にはガラスセルを用いたほうがよい。

③**セルの持ち方**：吸収セルは通常四角柱状であるから，セル上部の対角線角またはすり合わせ面を持つようにする。セルの透明部（腹部）に指紋をつけたり，強くにぎって破損させないこと。

④**セルの洗浄**：使用前後に用いる（または用いた）溶媒で入念に洗浄すること。濃い脂溶性のサンプルを用いた場合は，さらに速乾性の有機溶媒（アルコールやアセトン）で洗浄するとよい。汚れがひどく付着しているときは，洗浄液でセルを洗浄する（表1−3）。

⑤**セルの乾燥**：正確な定量や試料濃度測定のために吸光光度法を用いる場合，洗浄などでセル内に残った溶媒は大きな誤差を生む原因となる。キムワイプ（吸光光度法ではティッシュペーパーではなくキムワイプでセルを拭く）の上にセルを逆さまにして十分に乾燥させたり，急ぐ場合はキムワイプの紙縒（こより）でセル内の残存溶媒を吸ったり，冷風ドライヤーで乾燥させる。試料

表1-3　吸収セルの洗浄液

規　格	洗浄方法
JIS	第1液（炭酸ナトリウム20 g/L ＋少量のアニオン界面活性剤）に十分浸して水洗し，第2液（1：5希硝酸＋少量の30％-過酸化水素水）に30分以上浸して水洗する。
ASTM注	水(3)＋メタノール(4)＋塩酸(1)の溶液を調製し，十分に浸した後，水洗する。

注〕米国試験材料協会（American Society for Testing and Materials）

溶液が多量にある場合には，少量の試料溶液にてセルを洗浄（共浄い）してもよい。

⑥セルの保管：セル保管時には，すり栓付きの広口標本びんの底にグラスウール（ガラス綿）を敷き，70％エタノールなどの揮発しにくく常温でかびなど生えない溶媒に浸けておくか，完全に乾かして購入時の箱に入れ，衝撃で割れないところへ保管する。

（2）　試料溶液の調製

①溶媒の選択：測定試料は一般に溶液にして測定するが，試料を溶かす溶媒には測定可能な最短波長（紫外光透過限界）があることに留意しなければならない（表1－4）。測定したい波長領域に吸収がないか，影響が少ない溶媒を選択する。

②測定する吸光度（A）の値：0.2～0.8の範囲で測定精度が高いとされている。測定可能な最大吸光度は，最近では通常の分光光度計では2.0である。4.0や5.0の機種も出ているが，正確な濃度測定に際しては，測定精度のよい

表1-4　溶媒の紫外光透過限界

No*	溶　媒	紫外線透過限界**（nm）	No*	溶　媒	紫外線透過限界**（nm）
1	n‐ヘプタン	195	12	ジエチルエーテル	210
2	n‐ヘキサン	195	13	アセトニトリル	190
3	n‐ペンタン	200	14	iso‐プロパノール	205
4	シクロヘキサン	210	15	酢酸エチル	255
5	二硫化炭素	380	16	アセトン	335
6	四塩化炭素	265	17	エタノール	205
7	キシレン	290	18	ジオキサン	215
8	トルエン	280	19	テトラヒドロフラン	230
9	ベンゼン	285	20	メタノール	205
10	クロロホルム	245	21	ピリジン	305
11	ジクロロメタン	230	22	水	(200)

＊　表中の番号は吸着剤をシリカゲルとしたときの溶出順位である。
＊＊水を対照とし，透過率20％のところを限界波長とする（l＝1 cm）。

■3　吸光光度法（ランベルト・ベールの法則）　11

吸光度範囲に入るまで，溶液を正確に希釈する。モル吸光係数(ε)があらかじめわかっている試料は，測定精度のよい吸光度範囲に入るように濃度を調製する。

③濁度の高い溶液や，溶媒と反応して変化してしまう試料は，二波長吸光光度法(プラス One)を用いるか，その測定条件を検討したほうがよい。

（3） ゼロ補正と実測例

①ダブルビーム方式の装置では，対照用セル側と試料セル側双方に溶媒のみを入れ，おのおののホルダーにセルを正しくセットし，ゼロ補正用ボタンを押す。シングルビーム方式の装置では，あらかじめセルに溶媒のみを入れ，セルホルダーにセットし，ゼロ補正用ボタンを押す。

②測定する試料溶液は，ダブルビーム方式の装置では試料セル側にセットし，対照用セル側には溶媒のみを入れたままにしておく。シングルビーム方式の装置ではゼロ補正後セルを洗浄し，試料溶液を入れて測定する。

吸光光度法における特殊な測定方法

1. 二波長吸光光度法：2つの波長の光を交互に試料に照射して，それぞれの波長での吸光度を測定する方法。濁った試料の場合や反応生成物と原料の波長が異なるときの反応進行度合の測定に応用される。

2. フローインジェクション分析法：吸光光度計のみならず蛍光光度計にも用いられるが，フローセルとよばれる細管内を反応の場として連続して試料を送りこみ，連続流れ分析を行う方法。測定の簡便さから多数のサンプル測定にも利用される。

3. サーマルレンズ吸光光度法：レーザー光を光源として試料溶液へレンズにより集光照射する。光吸収に伴う発熱から試料温度が上昇し屈折率の変化が起こる。屈折率が変化すると検出部へ到達する光量が増減する(通常，減少する)。この光量の増減を光検出器で非常に高感度に検出することができる。これまでの光電管による測定の数千倍の感度である。超微量試料の高感度・高精度分析などにも利用可能である。

4 原子吸光分光法

試料を高温に加熱し，含まれる各元素を原子化(蒸気化)した気体に光を照射すると，その気体に含まれる個々の原子がそれぞれ特定の波長の紫外〜可視光を吸収する。原子吸光分光法では，原子化した試料に対して分析対象となる元素特有の吸収波長の光を照射し，その吸収量を測定することで，試料に含まれる元素の定性，および定量を行う。この方法は金属元素に対して選択性に優れ感度もよいため，試料中の金属の分析によく用いられる。食品のみならず，水や土などの環境試料，生体試料や医薬品などを対象とした分析も多く，現在広い分野で活用されている。

測定原理

原子吸光分光法では，気体状原子の光吸収を利用する。そのため，まず試料をフレーム(炎)で燃焼したり電気炉で加熱して蒸気化する。この原子蒸気層に分析対象とする元素固有の紫外〜可視光を照射すると，最外殻電子の遷移により基底状態の原子が励起状態となり，その光が吸収される(原子吸光)。元素によって吸光する波長が異なるため，分析対象とする元素ごとの最大感度における吸光波長で分析を行う(表1-5)。

吸光強度は原子濃度，および光路長と比例するので，吸光強度から試料中の元素濃度を求めることができる。つまり原子吸光分析も吸光光度分析と同様にランベルト・ベールの法則が成り立つため，原子蒸気層の厚さなどの測定条件が一定であれば，以下の式で吸光度から濃度を求めることができる。

$$A（吸光度）= klC$$

C：元素濃度
l：原子蒸気層の厚さ
k：比例定数

表1-5　食品で測定される主な金属元素の抽出とその分析波長

元　素	抽出法	分析波長(nm)
ナトリウム	希酸抽出法 / 乾式灰化法	589.0, 589.6
カリウム	希酸抽出法 / 乾式灰化法	766.5, 769.9
鉄	乾式灰化法	248.3, 372.0
亜　鉛	乾式灰化法	213.9, 307.6
銅	乾式灰化法	324.8, 327.4
マンガン	乾式灰化法	279.5, 403.1
カルシウム	乾式灰化法	422.7
マグネシウム	乾式灰化法	285.2
セレン*	マイクロ波による酸分解法	196.1
クロム*	マイクロ波による酸分解法	357.9, 425.4
モリブデン*	マイクロ波による酸分解法	313.3, 320.9

＊食品成分表では，誘導結合プラズマ質量分析法で分析
(原子吸光分析：(社)日本分析化学会(編)　太田清久，金子聡(著)共立出版より抜粋)

● **装　置**　原子吸光分析装置は，光源部，原子化部，分光部，光検出部・記録部からなる（図1-3）。

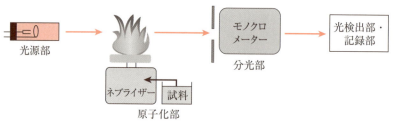

図1-3　原子吸光分析装置の構成

（1）光源部

　　各元素が原子吸光する波長の線幅は非常に狭いため（0.01 nm 程度），光源には一般的には目的元素に固有の中空陰極ランプ（ホローカソードランプ）が用いられる。つまり，測定したい元素ごとに別個のランプが必要である。このランプは金属元素またはそれを含んだ合金からできた陰極をもつ。ランプ内は希ガス（ネオンガスなど）を封入したガラス管でできており，放電させることによって陰極に含まれている元素の固有の輝線を発することができる。

（2）原子化部

　　試料の原子化には，燃焼ガスを用いて試料を燃焼するフレーム原子化法とフレームを使わないフレームレス原子化法があるが，特にフレームレス原子化法のうち，より高感度なファーネス法が現在よく用いられている。

① フレーム原子化法

　　フレーム法では，炎（フレーム）に試料を噴霧し，中に含まれている元素を原子化する。燃焼ガス（アセチレン，水素，プロパンなど）と助燃ガス（空気，酸素，一酸化二窒素など）を組み合わせて，バーナーで燃焼させ調整する。

　　燃焼ガスと助燃ガスは，その組み合わせによってフレーム温度が変わるので，分析目的の元素に適した組み合わせを選択する。

　　通常は空気−アセチレンフレームを使用し，高温フレームが必要な場合は酸化二窒素−アセチレンフレームを使用するのが一般的である。

　　バーナーには全噴霧式と予混合式がある。予混合式バーナーでは，噴霧器と噴霧室を有し，試料溶液は噴霧室で霧化される。

　　そこで燃焼・助燃ガスと混合され，粒子の大きな霧は除去されたのち，均一な細かいエアロゾルとしてバーナーに導入される。そのため，安定なフレームを得ることができる。しかし，試料の一部が除去されることになるので，全噴霧式よりも感度は低い。一方，全噴霧式は全試料が導入されるが，安定なフレームを得にくいという欠点がある。

② ファーネス法

黒鉛炉(グラファイトファーネス)や金属炉に電流を流し，得られた熱によって試料中の元素を原子化する。フレーム法に比べ少量の試料で分析ができる。この方法では炉内の原子密度が高くなるので，感度はフレーム法の10〜100倍となる。フレーム法では検出できない微量元素の分析が可能である。しかし，他の物質による干渉作用が大きく，測定時間がフレーム法より長くかかる。また黒鉛炉では，使用頻度により酸化され，消耗，劣化しやすく，感度の低下，ピーク形状の変化が起こる。その場合は，新品に交換する必要がある。

（3） 分光部

分光部では，光源から放射された目的元素の共鳴線を選出する部分である。モノクロメーターにおいて，空間中に分散した光線から回折格子，およびスリットによって狭い波長の光線を選出して測光に用いる。

（4） 光検出部

光検出部では，透過して受けた光を電気信号に変換する。原子吸光分析では，通常は高感度検出が可能な光電子増倍管が用いられる。電気信号は，記録装置，またはコンピューターに取り込まれる。近年は，コンピューターにおいて専用ソフトウエアを使用することで，検量線や目的元素の最終濃度まで算出することが可能となっている。

◖◗ 測　定

（1） 試料調製

試料の形態により調製が異なる。食品研究においては，原子吸光分析法は無機物(ミネラル)の分析の際によく用いられる。前処理として，野菜や果物など水分が多い試料は，凍結乾燥などによって水分を除去する。一方，豆類など油脂含量が多い試料は，ジエチルエーテルで脱脂したのち用いるとよい。

食品サンプルの場合は有機物が無機物に比べて圧倒的に多いので，それらを除去する必要がある。固体試料からの無機物の調製(有機物の分解)は，乾式法または湿式法で行う。乾式法は，マッフル炉で550℃前後で加熱し，有機物を燃焼分解させる。湿式法は，硝酸や過塩素酸などの酸を用いて，加熱分解する方法である。調製した無機物は水，または希酸に溶解し，適度な濃度に希釈して分析試料とする。

■4　原子吸光分光法　15

（2）　測定条件

　分析対象とする元素に応じて光源を選択し，原子化条件を決定する。フレーム法では，元素に応じてフレームを選択し，フレームレス法では元素に応じて試料の原子化に適切な温度を決定する必要がある。分析対象元素にあった中空陰極管を用い，分析効率の最も高い共鳴線の波長，光路位置，スリット幅を決定する。

（3）　干　渉

　原子吸光分析では，正確な測定値を得るために，原子化の際に生じる干渉現象について理解しておく必要がある。干渉によって感度に変化が生じ，測定値に誤差が生じることが多いためである。干渉には，物理的干渉，分光的干渉，化学的干渉などがある。

①　物理的干渉

　試料溶液の粘性や表面張力の影響で，噴霧した際にフレームへの噴霧量が変化したり，噴霧の広がりが異なるなどの干渉が起こる。試料溶液と標準溶液の物理的性状を同等にしておくことである程度抑制することができる。また，ファーネス法では，炉の内側に試料液がしみこむことも干渉の原因となっており，あらかじめ酸化チタンなどを塗布して防ぐことができる。

②　分光的干渉

　分光的干渉では，測定に用いる分析線の波長が他の元素の光線と重なっていたり近接していたりする場合に起こる。また，試料に共存する成分がフレーム内で耐熱性分子を形成してその分子吸収が分析線と近接する場合に起こる。この干渉を抑制するためには，他の分析線を使用する，共存元素を前処理で除いておく，フレームの条件を変更するなどの工夫が必要である。

③　化学的干渉

　フレームの中で分析対象元素を原子化するときに，溶液中に混在する他の元素や原子団と耐熱性の複合物を生成したり，対象元素がイオン化（イオン干渉）し，測定値が実際より低くなる現象である。塩化ランタンやストロンチウムなどの添加やキレート剤を大量に添加すると干渉を抑制することができる。

（4）　分析の実際

　「日本食品成分表2015年版（七訂）追補2017年」掲載の無機質のうち，Na, K, Ca, Mg, Fe, Zn, Cu, Mn の定量において原子吸光分析法が採用されている。また，それ以外に誘導結合プラズマ（ICP）発光法（プラス One（p.17）参照）および ICP‐質量分析計が用いられている。

高周波誘導結合プラズマ(ICP)発光分光法
　無機質の分析では，原子吸光分光法にならんでICP発光分光法も汎用されている。トーチ管の先端部に誘導コイルをおき，アルゴンガスを流しながら高周波電流を流すと，電磁場の発生によりアルゴンガスからアルゴンプラズマが生成する。このプラズマエネルギーによって試料中の元素が励起される。その励起された元素が元の低いエネルギー準位に戻るときに放出される発光を測定する。発光線の波長から元素の種類がわかり，その強度から含有量がわかる。原子吸光分析よりも高い励起温度で多くの元素を励起でき，以下の点で優れている。
① 高感度で検量線の直線範囲が広い(ダイナミックレンジが大きい)。
② 多元素を同時に測定可能である。
③ 化学干渉が少ない。
　最近では，ICPをイオン源としたICP-質量分析計も環境分野を中心に使用されている。より高感度であるため微量分析が可能であることや，同位体比が求められるなどの利点が多いが，高価な機器でもある。

5 クロマトグラフィー

一定の長さに渡って存在する各種吸着剤の片端に試料を吸着させ，そこに適当な有機溶媒（展開溶媒）を流すと，物質により，わずかな吸着力の差があるため，吸着剤上の移動のしやすさに違いが現れる。この差を利用して，物質の分離や精製を行う技術をクロマトグラフィーと総称する。

5-1 薄層クロマトグラフィー (Thin Layer Chromatography; TLC)

薄層クロマトグラフィーは通常，ガラスやアルミの板の上に吸着剤の薄い層をつけ，これを固定層としたものである。吸着剤にスポットした試料を，溶媒で展開するクロマトグラフィーである。吸着剤としてシリカゲル，アルミナ，セルロースなどが用いられる。主に現在では市販品を購入して利用するのが一般的である（メルク社 silicagel 60 F_{254} など）。薄層クロマトグラフィーは，実験に必要な器具が安価にそろえられ，展開時間が短く，手技が簡便であることから，分析方法としての利用価値は高い。

実験方法

試料を適当な溶媒に溶かし，外径1 mm前後のガラス毛細管（キャピラリー）を用いて，（図1-4(a)）展開溶媒に直接触れない位置に，薄層上にスポットする（吸着させる）。薄層の展開には，図1-4(b)に示すような展開槽を用いて，上昇法で行うのが一般的である。展開の間，展開槽を溶媒で十分に飽和させておくために，展開槽は完全に密閉して展開を行う。展開する距離は10～15 cmで十分である。薄層クロマトグラフィーの展開後，溶媒の先

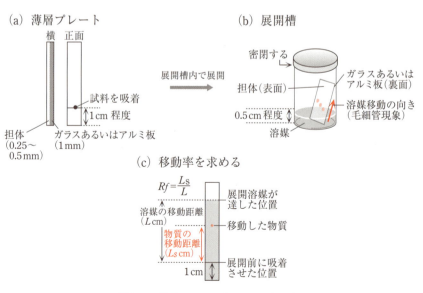

図1-4 薄層クロマトグラフィー（TLC）

端の位置を記録してから溶媒を風乾し，展開したスポットの検出を行う。薄層クロマトグラフィーにおいては，溶媒の先端までの移動距離Lと試料のスポットの移動距離L_sから，移動率$Rf = \dfrac{L_s}{L}$を求める。

図1-4(c) Rf*値の計算では展開後の溶媒到達ラインと原点の距離をL，検出されたスポットの重心(尾を引くもの)をL_sとする。同一の吸着剤，展開溶媒を用いた場合，基本的には，試料のRf値は同一である。したがって，文献値との比較等から，試料の同定を行うことができる(厳密な同定には，同プレート上で試料と予想化合物を平行して展開し，比較するのが一般的である)。

＊ Rf : retention (retardation) factor

代表的な分析試料に用いる溶媒系，吸着剤を以下に示す。

脂　　質　　石油エーテル：エチルエーテル：酢酸＝80：20：1
　　　　　　　　　　　　　　　　　　　　　　（吸着剤　シリカゲル）
アミノ酸　　n-ブタノール：酢酸：水＝4：1：1　（吸着剤　シリカゲル）
糖　　　　　酢酸ブチル：酢酸：エタノール：水＝3：2：1：1
　　　　　　　　　　　　　　　　　　　　　　（吸着剤　セルロース）

● 検　出　　蛍光指示薬を含んだTLCプレートを用いると，紫外線を吸収する物質のスポットは，紫外線ランプの下で黒，あるいは青いスポットとして検出することができる。また5％硫酸のような試薬を噴霧してTLCプレートを150〜200℃に加熱することで，大多数の有機化合物を黒いスポットとして検出することができる。

5-2　高速液体クロマトグラフィー(High Performance Liquid Chromatography; HPLC)

分析対象の物質やその誘導体を気化させるのが困難な場合(実際にはこのような物質のほうが多い)，物質を適当な溶媒に溶解し(液相)，適当な充填剤(固相)との分配，吸着，分子ふるい，イオン交換作用などを利用して化合物を分離分析する。この分析法を一般に液体クロマトグラフィーとよぶ。

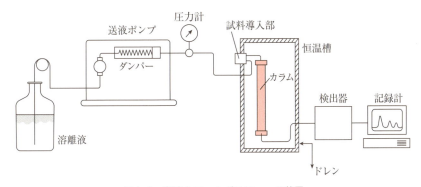

図1-5　高速クロマトグラフィーの装置

以前は，粒子の粗い充填剤を，ガラス管に常圧で充填したカラムを作成し，展開溶媒を重力で流すクロマトグラフィーが一般的に用いられてきた。しかし，近年は，ステンレス製の筒に粒子の細かい充填剤を均等な圧力で詰めたカラムに，ポンプで加圧した展開溶媒を一定の流量で流すクロマトグラフィーが確立され，これは高速液体クロマトグラフィーとよばれる。高速液体クロマトグラフィーは，従来法の液体クロマトグラフィーと比較して，はるかに高い分離能，よい再現性を示し，現在主流の分析手法となっている。装置構成を図1-5に示した。

　装置は基本的に，送液ポンプ，試料導入部，カラム，検出器からなる。導入部から入った物質溶液は，溶離液に押されて充填剤のつまったカラム内に移動後，カラムを固有の速度で移動し，一定の時間後（保持時間 t_R），検出器に到達してピークとして観測される。同一の分析条件〔温度，溶媒（種類および流速），カラム〕を用いれば，物質の保持時間は常に一定となるため，物質の同定が可能となる。また高速液化クロマトグラフィーで用いられる検出器は，定量性ももつため，ピークの大きさから物質の濃度・量を測定することもできる。

● カラム

　カラムの大きさは，直径4.6〜20 mm×長さ100〜250 mm程度のステンレス製の筒の中にさまざまな充填剤を均一に詰めたものが主流である。充填剤の種類は，分析対象の化合物によっていくつも選択肢（ODS，シリカゲル，イオン交換樹脂など）がある。充填剤の選択にあたっては各メーカー（YMC，Waters，Shodexなど）のカタログ，アプリケーション集を参照されたい。

● 検 出

（1） 紫外線・可視光（UV・VIS/DAD）検出器

(a) UV・VIS 検出器

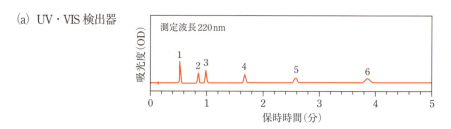

(b) DAD 検出器

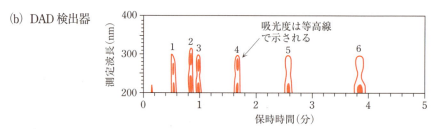

図1-6　紫外可視光吸光度検出器(a)とDAD検出器(b)の検出結果

① UV・VIS 検出器　溶出試料溶液と対照溶液との間にある吸収波長（200〜700 nm 間のうちの一点）の差を利用して検出する装置。多くの有機化合物は200〜700 nm の波長の中の特定の波長の光を吸収する性質をもつ。一方溶媒として用いられる水，アセトニトリル，メタノールは200〜700 nm の光を吸収する物質をもたないことを利用した検出法。また，非破壊的であるため，分取可能である（図1-6(a)）。

② DAD 検出器　現在は1波長だけでなく，200〜700 nm までの波長を0.1秒以内の時間で連続的にスキャンできる検出器DAD（Diode Array Detector）が広まりつつある。本装置を用いると，保持時間のみでなく，その紫外・可視光吸収スペクトルからも物質の同定を正確に実施できる（図1-6(b)）。

（2）　示差屈折率（Refractive Index; RI）検出器

溶出試料液と対照溶液とで異なる偏光を示すことを利用した検出器である。紫外線・可視光（UV・VIS）検出器と比較して一般的に感度は劣るが，原理的にあらゆる化合物を検出することができる。分析対象化合物が200〜700 mm 間に吸収波長を有さない場合に利用される。本法も非破壊的であるため，分取可能である。

5-3　ガスクロマトグラフィー（Gas Chromatography; GC）

分析対象の試料，あるいはその誘導体が300℃以下の温度で非破壊的に気化する化合物である場合（食品関連では脂質，農薬，食品添加剤等が主な分析対象），気化した化合物はその化合物に固有な割合（分配率）で気相（N_2 または He：キャリアガス）と液相（充填剤）とに分配される性質をもつ。細管の内面に液相を固定し，その周囲を気相が通過するしくみを利用して化合物の分離・分析を行うのがガスクロマトグラフィー装置である（図1-7）。

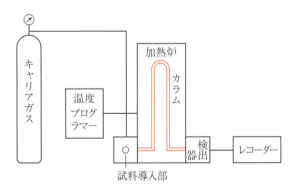

図1-7　ガスクロマトグラフィーの装置

試料導入部より，適当な溶媒に溶かした試料を導入し（導入部温度は沸点以上に設定する），導入部から一定の割合で気相（キャリアガス）を流す。

キャリアガスに押されてカラム内に移動した試料は，その分配率に応じて固有の速度でカラム内を移動し，固有の時間後（保持時間tR），検出器に到達してピークとして観測される。同一の分析条件〔温度，キャリアガス（種類および流速），カラム〕を用いれば，物質の保持時間は，常に一定となるため，物質の同定が可能となる。また，検出器は定量性ももつため，ピークの大きさから物質の濃度・量を測定することもできる。

カラム

現在分析のために主に用いられるカラムは，キャピラリーカラムとよばれるものである。これは内径0.25 mm程度，長さ10〜75 mの毛管で，管の内壁が液相で覆われている（図1-8）。管の材質は高純度シリコンなどである。キャピラリーカラムは，分解能が高く高感度が特徴であるが，大量の試料を分析するには向いていない。このような場合は，内径3〜4 mm，長さ1〜2 mでガラス製の管中に液相を充填したパックドカラムが用いられる。なお，分析する化合物に応じて，さまざまな充填材のカラムが市販されている。充填剤の選択にあたっては，各メーカー（J&Wなど）から入手できるカタログ，アプリケーション集を参照されたい。

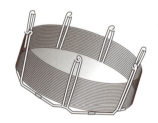
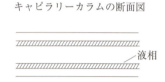

キャピラリーカラムの断面図／液相

図1-8　キャピラリーカラム

検 出

（1）　水素炎検出器（Flame Ionization Detector; FID）

キャリアガスの出口で水素ガスを燃焼させ，そこに電極をおいて高い電圧をかけておくと，キャリアガス中に燃焼物質（分析物質，有機化合物なので燃える）が混じってきたとき有機化合物の燃焼に伴い電子が放出されるため電流は急激に変化し，この電流の変化量は物質量に比例する。これを電気的に増幅して記録する。きわめて高感度な装置であるが，非燃焼性の物質は検出できない。また燃焼させてしまうため，分取には用いることができない。

（2）　熱伝導型検出器（Thermal Conductivity Detector; TCD）

キャリアガス中に他の物質が混入したときに起こる熱伝導度の変化を増幅して記録するもの。感度はFIDの1/1,000以下であるが，非検物質を壊さずに測定でき，分取可能である。

2章 一般食品の分析

1 試料の調製

　食品の多くは不均一な状態である。成分分析などを行う場合には，食品全体から必要量(通常は10g程度)を取り出すこととなるが，偏りのない測定値を得るためには，「縮分」が不可欠である。縮分とは，何らかの手段，前処理によって元の試料と物理的・化学的特性が同じであるいくつかの試料に分けてから，一部を分析に供することにより，試料容量を減らすことである。操作によって成分値に影響を及ぼさない前処理方法の選択が重要である。

（1） 粉体試料など

　粉末状，あるいは粒状の試料の場合，円すい四分法(図2-1)や二分割法などによって縮分できる。円すい四分法は，試料を円すい状に積み上げた後に，頂点から垂直に押し下げるように平らにし，その後4等分して相対する対角の試料を摂取する方法である。一度で試料容量は半分程度になるので，必要に応じて複数回繰り返す。

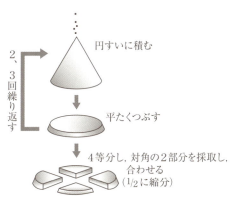

図2-1　円すい4分法

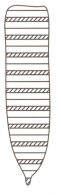

図2-2　1/3の縮分例

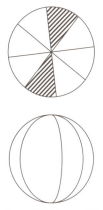

図2-3　球形食品の1/4縮分例

(2) 魚類や根菜, 葉菜

　粉末試料と異なり単純に混合できない試料の場合には, 等間隔に切断した後, 均等に採取して全体の容量を減らす。例えば図2-2は切断試料を2つおきに採取してサンプルを調製する例であり, 全体の容量は1/3に縮分される。
　果実類や結実野菜のような球状食品の場合は, 図2-3に示した例のように, 切断後に向かい合う断片を採取することで縮分できる。

(3) 穀類や豆類

　穀類や豆類のように容易に粉砕できる試料は, ミルや乳鉢などを用いて粉砕し, ふるいを使って粒子径をそろえた後に, 一部を採取することで縮分できる。

(4) 魚類や肉類

　不可食部がある試料の場合はまずそれらを除き, 可食部の重量を測定する。その後, フードプロセッサーや肉挽き器, ホモジナイザーや乳鉢などですり潰す。野菜や果実の場合は, 必要に応じて縮分操作を行ってからすり潰す。

(5) 粘度の高い液体試料

　粘度の低い液体試料はふり混ぜて容易に混合できるが, マヨネーズやケチャップのように粘度の高い試料の場合は, ミキサーなどを用いてよく混合することが必要である。

調製試料の保存

　調製後の試料は, できるだけ速やかに分析に供することが望ましい。すぐに分析できない場合は, 冷暗所で保存することで, 採取時と同じ状態を保つこともできるが, 保存中に成分が変化することもあるため, 注意が必要である。酸化や分解を防ぐためには, 還元剤の添加, 窒素置換, 非水系溶媒の使用, 褐色びんの使用などが有効である。
　試料の調製と保存にあたっては, その履歴, すなわち品種, 産地, 採取時期, 貯蔵期間と温度, 調製方法と実施者名, 保存開始時期, 元の個体の大きさや重量, 外観などをできる限り正確に記しておくことが大切である。また, 分析が終了した試料についても, 一定期間は保存しておくことが望ましい。

2　水分（常圧加熱乾燥法）

　食品中の水分は，砂と水が混じったときの遊離状態（自由水のみ）ではなく，水にタンパク質やデンプンなどの成分と強く結合している水（結合水）などとしても存在している。一般にはこれらを合わせて食品中の水分としている。したがって，食品ごとに乾燥条件を最適化したうえで測定することが重要である。また，食品の一般成分分析においては，炭水化物量を差し引きによって求める。水分は栄養成分ではないが，含量が多いので，水分の正確な定量は炭水化物量を求めるうえでも大切である。

　測定に用いられる方法は，加熱乾燥法，蒸留法およびカール・フィッシャー法に大別される。加熱乾燥法には，常圧加熱乾燥法と減圧加熱乾燥法があり，目的とする食品に応じて，直接法，乾燥助剤添加法，アルミニウムはく法を用いる。

　ここでは，よく用いられる常圧加熱乾燥法のうち，直接法と乾燥助剤添加法について示す。直接法は，加熱によって変化が少なく比較的水分の少ない食品に用いられ，乾燥助剤添加法は，粘質状，液状，ペースト状などの食品に用いられる。

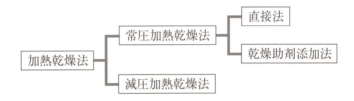

2−1　直接法

　穀類，種実類などの粉末状のもの，比較的水分量の少ない食品に用いる。比較的水分含量の多い野菜類，果実類，魚介類，卵類などには適用できない。

測定原理　試料を常圧加熱乾燥し，減少した質量を水分とする。

器具装置　電気定温乾燥器：80〜150℃の温度範囲において所定の温度の±1℃が調節可能なもの。
　秤量容器：一般的には水分用秤量容器としてアルミニウム製のもの（口径55 mm，底径50 mm，深さ25 mm，重量10 g程度）が市販されている。
　デシケーター：中板の径20〜22 cmのもの。
　シリカゲル：135℃で加熱乾燥した青色着色シリカゲル（デシケーターに入れる）
　直示天秤，あるいは電子天秤：秤量100 g，最終読みとり値0.1 mgのもの。

● 操 作

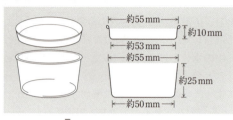

秤量容器[注1]をふたとともに105℃に調節した電気定温乾燥器へ入れる。

〈秤量容器の乾燥〉
2時間程度乾燥し、ふたをする[注2]。

〈秤量容器の放冷〉
ふたをしてデシケーター内で30分間放冷[注3]し、秤量する。この乾燥→放冷→秤量 を繰り返し、秤量容器の恒量を求める。

〈試料[注4]の採取〉
適量の均一にした試料を秤量容器へ採取して正確に秤量する。

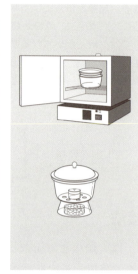

〈試料の乾燥〉
105℃に調節した電気定温乾燥器で3～4時間程度乾燥
＊ふたをずらした状態でおくこと。

〈試料の放冷〉
ふたをしてデシケーター内で30分間放冷し、秤量する。

〈秤　量〉
秤量後ふたをずらして再び乾燥器に入れる。2度目以降は105℃乾燥は1時間とし、乾燥→放冷→秤量を繰り返して恒量を求める。

注意事項
注1　秤量容器は素手で触らないこと。移動や秤量の際は、必ず清潔な手袋、あるいは、るつぼばさみなどを用いて行うこと。
注2　乾燥器に保持するときはふたをずらしておき、デシケーター内ではふたをしておく。
注3　秤量前のデシケーター内の放冷時間は一定にする。
注4　試料はローラーミル(p.31参照)などであらかじめ混和均一化する。

計算

求める水分の量は、次式によって算出する。

$$水分(\%) = \frac{W_1 - W_2}{W_1 - W_0} \times 100$$

W_0：恒量時の秤量容器の重量(g)
W_1：乾燥前の試料を入れたときの秤量容器の重量(g)
W_2：試料を入れて乾燥後、恒量に達した秤量容器の重量(g)

2-2 乾燥助剤添加法

粘質状，液状，ペースト状など，直接法では表面積が小さく乾燥が困難な食品に用いる。乾燥助剤には，精製ケイ砂を用いる。加熱によって変化しやすい生果類や卵類などの食品には，乾燥助剤を用いた減圧加熱乾燥法を用いる。

測定原理
試料を常圧加熱乾燥し，減少した質量を水分とする。

試薬
ケイ砂（海砂，石英砂）：500〜710μm（32〜24メッシュ）のケイ砂（海砂，石英砂）を用いる。試薬として精製品が購入可能

器具装置
電気定温乾燥器：直接法に同じ。
秤量容器：直接法よりも大きめ（口径75 mm，底径70 mm，深さ35 mm程度）のアルミニウム容器，あるいはガラス製のものを用いる。
ガラス棒：容器にふたをしたとき，斜めにして入る程度の長さのもの。
デシケーター：直接法に同じ。
シリカゲル：直接法に同じ。
直示天秤，あるいは電子天秤：直接法に同じ。

操作

〈試料の予備乾燥〉

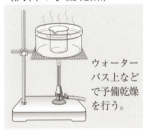

ウォーターバス上などで予備乾燥を行う。

① 秤量容器に精製ケイ砂（海砂，石英砂）約20〜30 gとガラス棒を入れ，105℃に調節した電気定温乾燥器で2時間程度乾燥する。
② 秤量容器のふたをして，デシケーター内で60分間[注1]放冷して秤量する。この操作（乾燥→放冷→秤量）を繰り返して秤量容器の恒量を求める。

③ 数グラムの試料を②で恒量測定済みの秤量容器に採取し，正確に秤量する。次に乾燥助剤が濡れる程度の量の水を加え[注2]，ガラス棒で試料をよく混和する。

④ 水浴上でかき混ぜながらサラサラの状態になるまで予備乾燥を行う。

⑤ 本乾燥は直接法と同様に，秤量容器のふたをずらして105℃に調節した電気定温乾燥器に入れて3〜4時間保持する。

⑥ 乾燥器の中でふたをしてからデシケーター内に入れて60分間保持した後，秤量する。秤量後，ふたをずらして再び乾燥器に入れる。1時間おきに乾燥→放冷→秤量を繰り返して恒量を求める。

■ 2 水分（常圧加熱乾燥法）

注意事項
注1　秤量前のデシケーター内での放冷時間は秤量容器が大きいため60分とし，常に一定にする。
注2　乾燥助剤に試料を入れた状態で加える水は，試料がケイ砂と混和しやすくするためであり，大量に入れると乾燥に時間がかかるので注意する。

■ **計算**　直接法に同じ。

水分の測定方法

1. **カールフィッシャー法**：水とカールフィッシャー試薬が定量的に反応することを利用した水の直接定量法である。鋭敏な反応であるが，アスコルビン酸や過酸化物等もカールフィッシャー試薬と反応するため，これらを含む試料では，適切な前処理が必要である。カールフィッシャー滴定フラスコに脱水メタノールを取り，カールフィッシャー試薬を終点まで滴下して無水状態にする。適量の試料を秤量して，すばやくカールフィッシャー滴定フラスコに入れ，かき混ぜて試料を溶解し，カールフィッシャー試薬を滴下して終点を求める。

$$H_2O + \underbrace{I_2 + SO_2 + 3RN + CH_3OH}_{\text{カールフィッシャー試薬}} \longrightarrow 2RN \cdot HI + RN \cdot HSO_4CH_3$$
$$(例：R = C_5H_5)$$

2. **アルミニウムはく法**：デンプン含量が高く粘質状の試料はアルミニウムの袋で試料を薄くのばした後，135℃にて水分を蒸発させる。アルミニウムはくを封筒状に折った袋を秤量容器として用いる。試料を入れて気密にした後，ガラス棒などで均一に薄く圧延する。秤量容器を開いて粘着試料が固着しないように「かまぼこ状」にし秤量容器を開いたまま所定の温度で所定の時間乾燥した後，気密にして放冷し水分量を求める。

3. **蒸留法**：水と混じらない有機溶媒を試料に添加して，水と有機溶媒を蒸留・冷却し，得られた液中の水の容量から水分を求める方法である。水以外の揮発性成分などが多く，これらの成分が比較的熱に安定である試料に適用できる。蒸留式水分測定装置を用いて測定する。試料をフラスコに秤量し，有機溶媒を加えて装置に連結して加熱する。蒸留が終了したら，目盛り管をはずして25℃まで冷却後，目盛りの容量を読みとる。

表2-1　水分定量法：食品別試料前処理と測定条件一覧表

食品名	前処理方法	採取量	測定方法・測定条件	
1. 穀類				
粒状	ローラーミル粗砕	3〜5 g	常圧加熱・直接法	135℃，3時間
粉類	混和均一化	3 g	常圧加熱・直接法	135℃，1時間
パン類	予備乾燥後乳鉢粉砕	2〜3 g	常圧加熱・直接法	135℃，1時間
菓子パン類	詰物とパンを分けて粉砕	2〜3 g	常圧加熱・直接法	135℃，1時間
乾めん類	コーヒーミル粉砕	3〜5 g	常圧加熱・直接法	135℃，3時間
マカロニ，スパゲッティ	ローラーミル粗砕	3〜5 g	常圧加熱・直接法	135℃，3時間
生めん，ゆでめん	ポリ袋中混練り	3 g	常圧加熱・アルミ箔法	135℃，2時間
めし	同量加水，ミキサー粉砕	5 g	常圧加熱・乾燥助剤法*	135℃，2時間
もち（包装もち）	鰹節削り器，包丁で細切	5 g	常圧加熱・乾燥助剤法	135℃，2時間
2. いも及びでん粉類				
いも類	フードプロセッサー（すりおろし用刃使用）	3〜5 g	常圧加熱・乾燥助剤法	100℃，5時間
蒸し切り干し	はさみまたは包丁で細切	5〜10 g	常圧加熱・乾燥助剤法	105℃，3時間
でん粉類	混和均一化	3 g	常圧加熱・直接法	135℃，1時間
3. 砂糖及び甘味類				
砂糖類	混和均一化	5 g	常圧加熱・直接法またはカールフィッシャー法	105℃，3時間
水あめ・液状糖類	混和均一化	2〜3 g	減圧加熱・乾燥助剤法	100℃，3時間
はちみつ類	混和均一化	2〜3 g	減圧加熱・乾燥助剤法	90℃，3時間
4. 豆類				
小豆，いんげん豆類	ローラーミル粗砕	5 g	常圧加熱・直接法	135℃，3時間
ゆで小豆，煮豆類	ポリ袋中混練り	3 g	減圧加熱・乾燥助剤法	100℃，恒量
さらしあん	混和均一化	3 g	常圧加熱・直接法	135℃，1時間
大豆	ローラーミル粗砕	5 g	常圧加熱・直接法	130℃，2時間
きな粉，脱脂大豆	混和均一化	3 g	常圧加熱・直接法	130℃，1時間
豆腐類	250μm網上30秒水切り後ホモジナイザー	5 g	常圧加熱・乾燥助剤法	105℃，2時間
油揚げ	フードプロセッサー細切	3 g	常圧加熱・乾燥助剤法	100℃，恒量
納豆類	チョッパー3回	5 g	常圧加熱・乾燥助剤法	105℃，2時間
みそ類　漉しみそ	混和均一化	1 gまたは	カールフィッシャー法または	
粒みそ	チョッパー3回	5 g	減圧加熱・乾燥助剤法	70℃，5時間
5. 種実類				
脂質少（栗，銀杏など）	フードプロセッサー（すりおろし用刃使用）	5 g	常圧加熱・乾燥助剤法	130℃，2時間
脂質多，大粒	コーヒーミルまたは乳鉢	5 g	常圧加熱・直接法	130℃，2時間
落花生	ローラーミル粗砕	5 g	常圧加熱・直接法	130℃，2時間
炒りなどの加工品	コーヒーミルまたは乳鉢	5 g	常圧加熱・直接法	130℃，2時間
6. 野菜類（生鮮野菜）				
かぼちゃ，きゅうり，大根，かぶ等すりおろし可能な試料	フードプロセッサー（すりおろし用刃使用）	5〜7 g	減圧加熱・乾燥助剤法	70℃，5時間
葉菜，果菜，さや豆類	フードプロセッサー細切	5〜7 g	減圧加熱・乾燥助剤法	70℃，5時間
未熟豆類	フードプロセッサー細切	5〜7 g	減圧加熱・乾燥助剤法	70℃，5時間
缶・びん詰類	45°傾斜，2分液汁切り，フードプロセッサー細切	5 g	減圧加熱・乾燥助剤法	70℃，5時間

＊乾燥助剤法：本文中の乾燥助剤添加法のこと。乾燥助剤はケイ砂

食品名	前処理方法	採取量	測定方法・測定条件	
7. 果実類				
生　果	フードプロセッサー細切	5 g	減圧加熱・乾燥助剤法	70℃，5時間
缶・びん詰類(除液汁)	45°傾斜，2分液汁切り，フードプロセッサー細切	3〜5 g	減圧加熱・乾燥助剤法	70℃，5時間
缶・びん詰類(含液汁)	ミキサーで細切混和	3〜5 g	減圧加熱・乾燥助剤法	70℃，5時間
果実飲料	ホモジナイザーまたはミキサーで均質化	3〜5 g	減圧加熱・乾燥助剤法	70℃，5時間
ジャム類	同量加水ミキサー均質化	3〜5 g	減圧加熱・乾燥助剤法	70℃，5時間
8. きのこ類				
生きのこ類	フードプロセッサー細切	5 g	常圧加熱・乾燥助剤法	105℃，5時間
乾燥きのこ類	コーヒーミル粉砕	5 g	常圧加熱・直接法	105℃，5時間
9. 藻　類				
生	フードプロセッサー細切	5 g	常圧加熱・乾燥助剤法	105℃，5時間
塩蔵品	付着の食塩を除去後，フードプロセッサー細切	5 g 5 g	常圧加熱・乾燥助剤法	105℃，5時間
乾燥品	コーヒーミル粉砕		常圧加熱・直接法	105℃，5時間
10. 魚介類				
魚　類	三枚おろし，チョッパー3回	5〜7 g	常圧加熱・乾燥助剤法	105℃，5時間
貝　類	可食部，チョッパー3回	5〜7 g	常圧加熱・乾燥助剤法	105℃，5時間
甲殻類	可食部，チョッパー3回	5〜7 g	常圧加熱・乾燥助剤法	105℃，5時間
その他(いか，たこなど)	可食部，チョッパー3回	5〜7 g	常圧加熱・乾燥助剤法	105℃，5時間
缶詰類　水煮	45°傾斜，2分液汁切り，固形分をチョッパー処理	5〜7 g	常圧加熱・乾燥助剤法	105℃，5時間
味付け	召し上がり方などの表示に従い，チョッパー処理	5〜7 g	常圧加熱・乾燥助剤法	105℃，5時間
11. 肉　類				
食肉及び肉製品	チョッパー処理	3〜5 g	常圧加熱・乾燥助剤法	135℃，2時間
12. 卵　類				
生鮮類，卵黄，卵白	ミキサーで短時間混和	3〜5 g	減圧加熱・乾燥助剤法	100℃，恒量
ゆで卵	フードプロセッサー細切		減圧加熱・乾燥助剤法	100℃，恒量
13. 乳　類				
液状乳およびクリーム	混和，必要に応じ加温	3 g	常圧加熱・乾燥助剤法	100℃，3時間
発酵乳，乳酸菌飲料	ミキサー混和	3 g	減圧加熱・乾燥助剤法	100℃，恒量
アイスクリーム	軟化後混和	3 g	常圧加熱・乾燥助剤法	100℃，3時間
粉乳類	混和	2〜3 g	常圧加熱・直接法	100℃，4時間
練乳類	混和，20 gを水で100 mL	5 mL	常圧加熱・乾燥助剤法	100℃，4時間
チーズ類	フードプロセッサー細切	3〜4 g	常圧加熱・乾燥助剤法	105℃，4時間
14. 油脂類			下記方法またはカールフィッシャー法	
液体油脂	混和均一化	3〜5 g	常圧加熱・乾燥助剤法	105℃，3時間
固体脂**	細切混和均一化	3〜5 g	常圧加熱・乾燥助剤法	105℃，3時間
脂　身	フードプロセッサー細切	3〜5 g	常圧加熱・乾燥助剤法	105℃，3時間

食品名	前処理方法	採取量	測定方法・測定条件	
15. 菓子類				
生・半生菓子類	フードプロセッサー細切	3～5 g	常圧加熱・乾燥助剤法	105℃, 恒量
洋菓子	フードプロセッサー細切	3～5 g	減圧加熱・乾燥助剤法	70℃, 恒量
あられ, せんべい類	荒砕き後, コーヒーミル	5 g	常圧加熱・直接法	135℃, 3時間
干菓子・砂糖菓子類	荒砕き後, コーヒーミル	3～5 g	常圧加熱・直接法	105℃, 3時間
クッキーなどの焼菓子類	荒砕き後, コーヒーミル	3～5 g	減圧加熱・直接法	100℃, 恒量
あめ玉, キャンディー類	荒砕き後, コーヒーミル	4～5 g	減圧加熱・乾燥助剤法	100℃, 2時間
チョコレート類	包丁で細切	4～5 g	減圧加熱・乾燥助剤法	70℃, 恒量
16. し好飲料類				
アルコール飲料***	混和	5 g	減圧加熱・乾燥助剤法	70℃, 恒量
茶 類	コーヒーミル粉砕	3 g	常圧加熱・直接法	100℃, 恒量
コーヒー豆	ローラーミルまたはコーヒーミル粉砕	3～5 g	常圧加熱・直接法	105℃, 恒量
コーヒー粉末	混和	5 g	常圧加熱・直接法	105℃, 恒量
ココア	混和	5 g	常圧加熱・直接法	110℃, 恒量
17. 調味料及び香辛料類				
食 塩	混和	2～3 g	常圧加熱・直接法	140℃, 90分
しょうゆ, ソース類	混和	5 g	減圧加熱・乾燥助剤法	70℃, 恒量
食 酢****		3～5 g	常圧加熱・乾燥助剤法	105℃, 恒量
マヨネーズ, ドレッシング類****	混和	3～5 g	常圧加熱・乾燥助剤法	105℃, 3時間
トマト加工品	混和	5 g	減圧加熱・乾燥助剤法	70℃, 恒量
風味調味料, 乾燥スープ	コーヒーミル粉砕	3 g	減圧加熱・直接法	70℃, 5時間
香辛料(粉体)	混和	5～10 g	蒸留法またはカールフィッシャー法	
（練り, すりおろし）	混和	2～3 g	減圧加熱・乾燥助剤法	70℃, 恒量
マスタード類	混和	2～3 g	常圧加熱・乾燥助剤法	105℃, 3時間
ラー油	混和	2～3 g	常圧加熱・乾燥助剤法 またはカールフィッシャー法	105℃, 1時間
18. 調理加工食品類				
	形態に応じ, 主食材の前処理方法に準じ, チョッパー, フードプロセッサー, ローラーミル, コーヒーミルなどを適宜使用する。	原則として3～5 g	原則として主食材の試験方法を適用する。乾燥品は概ね常圧加熱・直接法, 湿潤品は概ね常圧加熱・乾燥助剤法または減圧加熱・乾燥助剤法	

**　精製ラード, マーガリン, ショートニングなど規格が定められているものは, 定められた測定方法に従う。
***　水分含量＝乾燥減量(g)－アルコール分(g)
****　水分含量＝乾燥減量(g)－酢酸(g)
((財)日本食品分析センター編, 五訂日本食品標準成分表分析マニュアルの解説, 中央法規出版)

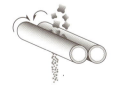

図2-4　ローラーミルの構造

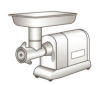

図2-5　チョッパーの例
ニューハイパワーミンサー BN550S,
ポニー社

3 脂　質

「日本食品標準成分表2015年版（七訂）」では「脂質は，有機溶媒に溶ける有機化合物の総称であり，油脂（中性脂肪）のほかに，リン脂質，ステロイド，ワックスエステル，脂溶性ビタミン等も含んでいる……」と記載されている。ここでは脂質の性質を調べる「定性実験」や，その量を求める「定量実験」について説明する。まず「定性実験」により食品中の脂質の代表ともいえるトリアシルグリセロール（トリグリセライド）についての理解を深め，それらをもとに「定量実験」について理解する。

なお，有機溶媒を使用する実験では体質によっては変調をきたすことがある。気分がわるくなったり，かゆみを感じるなどの症状が出た場合はすぐに担当教員に申し出て，適切な処置を受けること。

また，使用した有機溶媒を流しに捨ててはいけない。教員の指示に従い回収すること。

3-1　脂質の定性実験

〔1〕　トリアシルグリセロールを主成分とする脂質の溶解性

食用油が水に溶けにくく，有機溶媒に溶解しやすいことを確認する。なお有機溶媒を用いる操作はドラフト内で行う。

比較する溶媒：n-ヘキサン，エタノール，ジエチルエーテル，蒸留水，2 mol/L 塩酸，2 mol/L 水酸化ナトリウム

試　料　食用油

器　具　スクリューキャップ付き試験管
プラスチック駒込ピペット（洗浄を考え食用油を用いる実験には，使い捨てのものが好ましい）
ガラス駒込ピペット（各種溶媒用）

操　作

①スクリューキャップ付き試験管6本に，上記溶媒をそれぞれ5 mL 程度入れる。

②ここに市販の食用油3滴程度加えていく。

③ふたを閉め[注]よく攪拌した後にどの溶媒に油脂が溶解するか観察する。

注意事項

注）　有機溶媒，特にn-ヘキサンやエーテルは揮発性が高くふたを完全に閉めてしまうと，暑い時期には圧力が上がり，容器破損の危険があるため，攪拌時以外は圧力が逃げるようにしておく。また攪拌するときはふたをして，少し振っては，ふたを開け圧力を逃がすという操作を繰り返す。また，ふたを開ける際には，炭酸入りペットボトルのように噴き出し，試薬が飛散するおそれがあるため，ゆっくりと目線より下でふたを開ける。

〔2〕 トリアシルグリセロールのけん化

　　トリアシルグリセロールを主成分とする食用油は使用に伴い種々の反応により劣化し廃棄される。また，このような油は通常分解されにくく，当然のことながら下水に流すこともできない。

　　そこで資源・環境保護の観点から，市民団体などによるさまざまな取り組みが行われているが，その主なものは「石けんづくり」と「バイオディーゼル」へのリサイクルである。ただし，近年使用済み油には，脂質過酸化物（後述）などの有害物質が入っていることから，石けんづくりはあまり行われない。

石けん

　　石けん（脂肪酸の塩）は界面活性剤の一種であり，油になじむ部分（疎水性：脂肪酸の炭素骨格）と水になじむ部分（親水性：カルボン酸の塩）の両方の構造を分子内にもつものである。トリアシルグリセロールをアルカリ加水分解することによって，石けんとグリセロールとなる。

バイオディーゼル（車の燃料）

　　Bio Diesel Fuel；BDF ともよばれる。油脂とメチルアルコールを触媒（アルカリ）下反応させ，エステル交換により脂肪酸メチルエステルとグリセロール（グリセリン）にする。

試　薬
試　料
1　30 wt%水酸化ナトリウム溶液（取り扱いに注意）
2　食用油

器　具
15 mL サンプルチューブ，プラスチック駒込ピペット，割箸，ピペットマン

操　作

①食用油1.0 g を15 mL サンプルチューブに入れ，水に入れよく冷やす。

②30 wt%水酸化ナトリウム溶液0.5 mL を加え，割箸で撹拌する。
　はじめの2，3分は連続して撹拌し，その後は数分に1回程度でよい。

③軽くふたをしてそのまま放置しておくと，うまくいけば固体の石けんが生じていることが観察される。

④次回実験時，ミクロスパーテルで少量の石けんの塊を採り，10 mL 程度の水の中に入れて溶けることを観察する。

注意事項

注〕今回作成した石けんはアルカリの量が正確でなく，残っている可能性があるため使用できない。

■3　脂　質　33

食品中の脂質のうち，最も量の多いトリアシルグリセロールは，図2-6のようにアルカリ(NaOH)による加水分解を受ける。生成したものを見てみると，反応式右側の脂肪酸のナトリウム塩($RCOONa$)の$COONa$は水中で$RCOO^-$とNa^+となり水に溶ける性質をもつ。これは，もともとの脂肪酸の炭素鎖部分Rはアルカリによる構造変化を受けず疎水性のままであるのに対して，カルボン酸が電離したCOO^-が親水性をもつからである。このように1つの分子内に親水性の部分と疎水性の部分の両方をもつ物質を界面活性剤といい，その代表的なものが石けんである。石けんはその疎水性部分で，衣類やわれわれのからだの油汚れを吸着し，水に溶かして取り去ってくれるので，洗浄に利用される。

また，反応生成物左側のグリセロールも水に溶ける。すなわち，トリアシルグリセロールをうまく加水分解するとすべて水に溶けることとなる。

一方，後述するコレステロールのようにアルカリ処理しても水に溶けない

$$
\begin{array}{l}
H_2C\!-\!\!-\!OOCR_1 \\
HC\!-\!\!-\!OOCR_2 + 3\,NaOH \longrightarrow \\
H_2C\!-\!\!-\!OOCR_3
\end{array}
\quad
\begin{array}{l}
H_2C\!-\!\!-\!OH \qquad NaOOCR_1 \\
HC\!-\!\!-\!OH + NaOOCR_2 \\
H_2C\!-\!\!-\!OH \qquad NaOOCR_3
\end{array}
$$

親水性　　※Rは疎水性

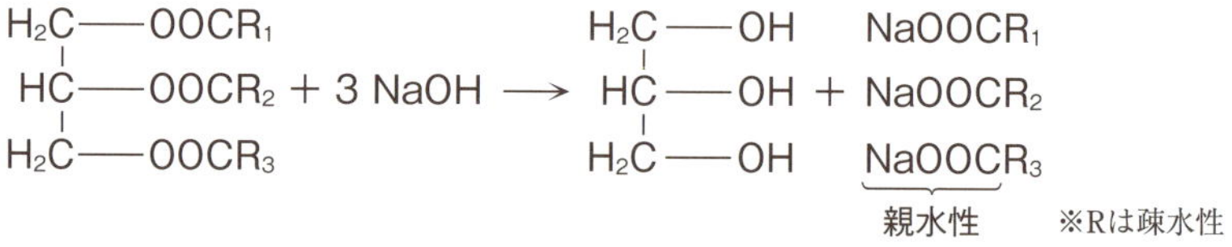

図2-6　トリアシルグリセロールのけん化

ものを「不けん化物」という。

〔3〕　トリアシルグリセロールのヨウ素吸収性

トリアシルグリセロールを構成する脂肪酸には，飽和脂肪酸と不飽和脂肪酸がある。不飽和脂肪酸の二重結合について理解する。

試薬 試料
1　ウイイス(Wijs)試薬：一塩化ヨウ素(ICl)の酢酸溶液(ウイイス試薬として購入可)
2　クロロホルム
3　食用油

器具
10 mL ふた付きガラスバイアル
プラスチック駒込ピペット
ガラス駒込ピペット

操　作

①10 mL ふた付きガラスバイアルに1 g 程度の植物油を入れる。また比較のため植物油を加えないものも用意する。

②少量のクロロホルム(1.5～2 mL)を加えて溶かし，ウイイス試薬1 mL を加える。

③軽くふたをして撹拌後，ふたを緩めて[注]着色(黄褐色)の退色を観察する。

注意事項

注] ふたを完全に閉めてしまうと暑い時期には圧力が上がり，容器破損の危険があるため，撹拌時以外は，圧力が逃げるようにしておく。また，攪拌するときは，ふたをして少し振ってはふたを開け，圧力を逃がすという操作を繰り返す。またふたを開ける際には，炭酸入りペットボトルのように噴き出し，試薬が飛散するおそれがあるため，ゆっくりと目線より下でふたを開ける。油脂中の不飽和脂肪酸の二重結合と一塩化ヨウ素(ICl)は以下のように反応するため，一塩化ヨウ素の色(黄褐色)は徐々に退色する。

$$RCH=CHR' + ICl \longrightarrow RCH(I)-CH(Cl)-R'$$

バイオディーゼル

　廃油，あるいは耕作放棄地解消のため菜の花を植えるなどして作られた油をバイオディーゼルとしているところがあり，そのような地域では循環バスなどに燃料として用いられることがある。特に廃油から作ったものの排気ガスからはてんぷらのような香りがすることがある。皆さんの地域でも走っていませんか。

3-2 脂質に関連する定量実験

〔1〕 総脂質量

食品中の総脂質定量法としては3-1で学んだ脂質の溶解性を利用して，目的とする食品を直接，あるいは前処理を行った後，有機溶媒で抽出し，抽出液に含まれる物質の重量を測定する方法が用いられている。本章の冒頭で述べたように有機溶媒で抽出されたもののなかには，脂質の主要成分であるトリアシルグリセロール以外に，リン脂質，ステロイドなども含まれる。食品の種類により総脂質の量や存在状態などが異なるので，総脂質の定量には，以下のような方法がある。

①ソックスレー抽出法　脂質含量が多く，組織成分に結合している脂質が少ない食品に適する。

②酸分解法　脂質含量が少なく，組織成分に結合している脂質や組織中に包含されている脂質が多い食品に適する。

③クロロホルム-メタノール抽出法　複合脂質や水分を多く含む食品に適する。

④レーゼ・ゴットリーブ法　乳および乳製品に適する。

⑤酸・アンモニア分解法　チーズに適する。

⑥液-液抽出法　しょうゆやつゆ類に適する。

ここでは比較的操作が容易なソックスレー抽出法，クロロホルム-メタノール抽出法を記述する。

一方，総脂質の量だけでなく，質的内容を示すものとして，脂肪酸組成とコレステロールの分析法も記載した。また「日本食品標準成分表2010」以降推奨される「トリアシルグリセロール当量」についても簡単に記載した。

併せて食品に含まれる脂質の測定だけでなく，劣化を測定する方法についても記載した。

（a）ソックスレー抽出法

ソックスレー抽出法は，食品の脂質定量法として従来より一般的に用いられてきた方法で，食品を円筒ろ紙に入れ，ジエチルエーテルを加熱蒸発・冷却により循環させて脂質を抽出し，得られる脂質抽出液からジエチルエーテルを留去した後の重量を測定するものである。種実類(多脂質)や香辛料，魚介類，獣鳥鯨肉類，果汁類，砂糖類などの食品に適している。

試　薬　ジエチルエーテル

器具装置　ソックスレー抽出器，冷却管，円筒ろ紙，デシケーター，ウォーターバス，電気定温乾燥器

36　■2章　一般食品の分析

● 操 作

〈抽出用フラスコの恒量〉
① 100～105℃に調節した電気定温乾燥器で1時間乾燥
② デシケーター内で30分放冷後，秤量
  ＊放冷時間は一定
③ 乾燥・放冷・秤量を繰り返し，恒量（W_0）を求める。
  ＊秤量値の差が0.3mg以下になるまで繰り返す。

〈試料採取〉
① 試料2g程度を精秤（W）注1
② 円筒ろ紙に入れ，脱脂綿少量を軽く詰める。
③ 100～105℃に調節した電気定温乾燥器で1～2時間乾燥

〈抽 出〉
① 円筒ろ紙をソックスレー抽出器内に入れる。
② ジエチルエーテルをフラスコに約2/3入れる注2。
③ ソックスレー抽出器と冷却管を連結する。
  ＊すきまがないことを確認する。
④ 電気恒温槽に固定し，8～16時間抽出する注3。

〈溶媒留去〉
① 円筒ろ紙を抜き出す。
② 再度ソックスレー抽出器を組み立て加温し，フラスコ内のエーテルを抽出器に移行させる。エーテルがなくなったらフラスコをとりはずす。
③ フラスコ内に空気を吹きつけ，ジエチルエーテルを完全に留去

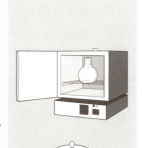

〈抽出物恒量〉注4
① フラスコの外側をガーゼでふき，水滴や汚れを取る。
② 100～105℃に調節した電気定温乾燥器で1時間乾燥。デシケーター内で30分放冷
③ 恒量（W_1）を求める。

注意事項

注1 試料は，抽出脂質量が0.05～1gになるように採取する。完全に抽出するために，円筒ろ紙の2/3以下の量とする。

注2 ジエチルエーテルは，ソックスレー抽出器とフラスコを循環するのに十分な量とする。ジエチルエーテルは引火しやすく，麻酔作用もあるので火気のない換気のよい所で扱う。また特に保存状態のわるいものは濃縮や加熱により爆発することがあるので注意する。

注3 電気恒温槽の温度は，冷却管からのジエチルエーテル滴下が80滴／分程度になるように調節する。

注4 抽出物の長時間加熱や高温加熱は，脂質酸化により揮発性物質生成などにより，重量誤差の原因となるので注意する。

計算

$$脂質含量(g/100g) = \frac{W_1 - W_0}{W} \times 100$$

W_0：フラスコの重量(g)
W_1：脂質抽出後のフラスコの重量(g)
W ：試料採取量(g)

ジエチルエーテルでは，リン脂質などの極性脂質は抽出できないため，上式で得られた脂質含量を1.1～1.2倍（食品により異なる）した値を脂質含量とすることが多い。

〈水分や糖を含む食品の分析例〉

魚介類，獣鳥鯨肉類，香辛料（練）では，ケイソウ土，ケイ砂および無水硫酸ナトリウムを混合して乾燥することにより，組織の固着を防ぎ，水分を除いてから，ソックスレー抽出する。果汁類，砂糖類など多量の糖を含む食品では，脂質を水酸化銅とともに沈殿させて，この沈殿をソックスレー抽出する。みそ類，納豆では，脂質を包みこんで抽出を妨害する糖などを，ケイソウ土を用いてろ過して除き，残留物をソックスレー抽出する。

(b) クロロホルム‐メタノール抽出法

クロロホルムの脂質溶解力とメタノールの組織への浸透力の高さを利用した脂質抽出法で，リン脂質などの複合脂質を含む大豆や卵類などの食品の分析に適している。ジエチルエーテルを用いたソックスレー抽出法に比べ抽出前に試料を乾燥させる必要がなく，レーゼ・ゴットリーブ法や酸・アンモニア分解法と異なり脂質を変化させることなく抽出できる。ただしクロロホルムは毒性が強いため，十分な注意が必要である。

その他の分析法　　　　　　　　　　　　　　　　　　　　→ p.36

レーゼ・ゴットリーブ法と酸・アンモニア分解法：乳類および乳製品は，脂肪球膜をアンモニアで分解し，遊離した脂質をジエチルエーテルと石油エーテルにより抽出するレーゼ・ゴットリーブ法により分析する。チーズは，アンモニアを加えた後，塩酸を加えて酸性下でタンパク質を分解し，遊離した脂質を抽出する酸・アンモニア分解法を用いる。

試薬

1. クロロホルム-メタノール混液（2：1，v/v）
2. 石油エーテル
3. 無水硫酸ナトリウム

器具装置

電気定温乾燥器，ウォーターバス，ロータリーエバポレーター，遠心分離器，共栓付きガラス遠沈管（50 mL），共通すり合わせ付き三角フラスコ（200 mL），冷却管，共栓付きナス型フラスコ（200 mL），ふた付き秤量びん，ガラスろ過器（ブフナーろうと型11G-3，フィルター孔径40 μm），減圧用連結管

操作

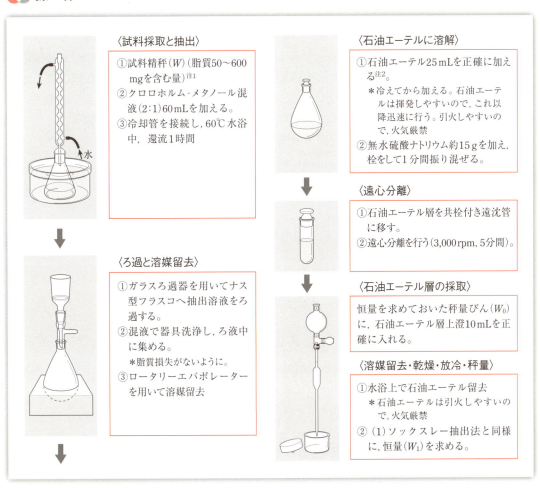

〈試料採取と抽出〉
① 試料精秤（W）（脂質50〜600 mgを含む量）注1
② クロロホルム-メタノール混液（2：1）60 mLを加える。
③ 冷却管を接続し，60℃水浴中，還流1時間

〈ろ過と溶媒留去〉
① ガラスろ過器を用いてナス型フラスコへ抽出溶液をろ過する。
② 混液で器具洗浄し，ろ液中に集める。
  * 脂質損失がないように。
③ ロータリーエバポレーターを用いて溶媒留去

〈石油エーテルに溶解〉
① 石油エーテル25 mLを正確に加える注2。
  * 冷えてから加える。石油エーテルは揮発しやすいので，これ以降迅速に行う。引火しやすいので，火気厳禁
② 無水硫酸ナトリウム約15 gを加え，栓をして1分間振り混ぜる。

〈遠心分離〉
① 石油エーテル層を共栓付き遠沈管に移す。
② 遠心分離を行う（3,000 rpm，5分間）。

〈石油エーテル層の採取〉
恒量を求めておいた秤量びん（W_0）に，石油エーテル層上澄10 mLを正確に入れる。

〈溶媒留去・乾燥・放冷・秤量〉
① 水浴上で石油エーテル留去
  * 石油エーテルは引火しやすいので，火気厳禁
②（1）ソックスレー抽出法と同様に，恒量（W_1）を求める。

注意事項

注1 乾燥試料の場合には2〜3 mLの水を加え加温し，組織を膨潤させる。水分の多い試料では適当量のケイソウ土を加えて水分量を調節する。

注2 クロロホルム，メタノール，石油エーテルなどの有機溶媒は換気のよい場所で扱う。特にクロロホルムは，麻酔作用や発がん性が指摘されているので注意する。

計算

$$脂質含量(g/100\,g) = (W_1 - W_0) \times \frac{2.5}{W} \times 100$$

W_0：秤量びんの重量(g)

W_1：脂質抽出後の秤量びんの重量(g)

W：試料採取量(g)

2.5：石油エーテル 25 mL 中の 10 mL を採取して乾燥したための係数

〔2〕 脂質を構成する脂肪酸組成

　食品中の脂肪酸は，トリアシルグリセロールの構成成分として含まれるものが主であるが，リン脂質やステロールとのエステルの構成成分などとしても存在している。食品に含まれる脂肪酸は，食品からクロロホルム-メタノールによる抽出，または酸分解法によって抽出した脂質を用いて，けん化およびエステル化し，ガスクロマトグラフィーにより，脂質中の脂肪酸組成を分析する。あらかじめ添加した内部標準物質と比較することにより，定量する方法が用いられている。脂肪酸をエステル化することにより，極性，および沸点が低下してガスクロマトグラフィーの分離能が高くなる。

　ここでは，脂質抽出後の脂肪酸分析法について記述する。

構　造

R_1COOCH_2	R_1COOH	R_1COOCH_3
R_2COOCH	R_2COOH	R_2COOCH_3
R_3COOCH_2	R_3COOH	R_3COOCH_3
トリアシルグリセロール	脂肪酸	脂肪酸メチルエステル

試　薬

1　ヘプタデカン酸：内部標準物質用，純度99％以上
2　三フッ化ホウ素-メタノール試薬：ガスクロマトグラフィー用，濃度約14％
3　n-ヘキサン，ジエチルエーテル-n-ヘキサン混液(2：98，v/v)
4　飽和食塩水，無水硫酸ナトリウム，0.5 mol/L 水酸化ナトリウム-メタノール溶液
5　シリカゲル：クロマトグラフィー用

器具装置

ガスクロマトグラフ(水素炎イオン化検出器付き)，共通すり合わせ付き三角フラスコ(50 mL)，冷却管，クロマト管(内径10 mm)，ウォーターバス，ロータリーエバポレーター，共通すり合わせ付きナス型フラスコ(100 mL)

● 操 作

〈試料採取・内部標準物質添加〉

① 試料脂質[注1] 20～300 mgを精秤(G)。三角フラスコ2個にそれぞれ入れる。
② 1個に脂質の約1/5量のヘプタデカン酸(F)を精秤し添加

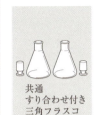
共通すり合わせ付き三角フラスコ

〈試料採取〉

① ヘキサン2～5mLを冷却管の上から添加
② 1分間沸騰し、冷却
③ 飽和食塩水を添加(添加量はヘキサン溶液が、フラスコの首に達するまで)
④ 栓をしてヘキサン層と振り混ぜ、静置
⑤ ヘキサン層を2～5mL取り、無水硫酸ナトリウムを加え振り混ぜて、水分を除く。
＊乾いた器具を使うこと。

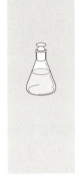

〈けん化〉

(これ以降の操作は2個とも同じ)[注2]
① 0.5mol/L水酸化ナトリウム-メタノール溶液4mLを入れる(添加量は脂質量100mg以下では2mL、250mg以上では6mL)
② 沸騰石を入れる。
③ 冷却管をつけ、均一になるまで80～100℃のウォーターバスで約5～10分間加熱
④ 冷却する。

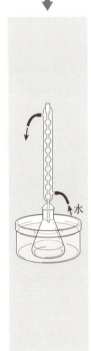
水

〈エステル化〉[注3]

① 三フッ化ホウ素-メタノール試薬5.0mL添加(添加量は脂質量100mg以下は2.5mL、250mg以上では7.0mL)
② 2分間沸騰させて、メチルエステル化する。

〈精 製〉[注4]

① シリカゲルカラム作成。シリカゲル8gをヘキサンにけん濁し、クロマト管に充填する。
② メチルエステルのヘキサン溶液をカラムにのせ、ヘキサン100mLを流して洗浄する。
③ ジエチルエーテル/ヘキサン混液(2:98, v/v)100mLでメチルエステルをナスフラスコへ溶出する。
④ 溶媒を留去
⑤ ヘキサンに溶解する。濃度は10～40mg/mL程度にする。

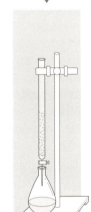

〈GC分析〉

1～2μLをガスクロマトグラフに注入

注意事項

注1 抽出脂質は加熱していないものを用いる。食品から脂質を抽出する際、加熱還流や溶媒留去は酸化による変質を抑えるため窒素を吹き込みながら行う。また抽出脂質の重量測定時の乾燥においても加熱せずに真空デシケーター中で行い、脂質が変化しないようにする。

注2 貝類などでは、けん化後、アルカリ性下で石油エーテルを用いて不けん化物を除去する。

注3 菓子類、乳類などの乳脂肪では、構成脂肪酸として低級脂肪酸を含むので、メチルエステル化では、水への溶解による損失が大きい。抽出脂質をナトリウムプロピラート溶液でプロピルエステル化して分析を行う。

注4 抽出脂質の主成分がトリアシルグリセロールの場合は、精製操作は必要ない。
また、シリカゲル取り扱いにはマスクを着用すること。

〈ガスクロマトグラフィーの操作条件例〉

表2-2　ガスクロマトグラフィー操作条件例

カラム	DB-WAX（J&W SCIENTIFIC）0.25 mm i.d. ×30 m，膜厚 0.25μm
注入口　温度 オーブン温度	50℃　　　1分 200℃まで（25℃/分） 230℃まで（3℃/分）
キャリアガス	N₂

計算

① 脂質中の各脂肪酸含量（mg/g）

$$= \frac{A \times E \times F \times H}{(A \times D - B \times C) \times G} \times 1,000 \qquad （式1）$$

A：内部標準物質無添加の被定量脂肪酸の面積

B：内部標準物質無添加の内部標準物質（この場合ヘプタデカン酸）の保持時間に一致するピーク面積

C：内部標準物質添加の被定量脂肪酸の面積

D：内部標準物質添加の内部標準物質の面積

E：内部標準物質添加の被定量脂肪酸の面積

F：内部標準物質添加量（mg）

G：脂質採取量（mg）

H：各脂肪酸の内部標準物質に対する感度補正係数（すべての脂肪酸について求めることが望ましいが不明の場合は1とする）

　ブランク補正の基準ピークとしてヘプタデカン酸を用いた計算法であるが，他の脂肪酸を基準としてもよい。一般に脂肪酸の炭素数は生合成の際に偶数が基本となるため，通常のヘプタデカン酸が含まれない脂質では，ブランク補正が不要なので，次式によって算出する（式2）。

　ヘプタデカン酸以外を内部標準とした場合，あるいはガスクロマトグラム上ヘプタデカン酸と重なるピークがある場合にはその補正を行う必要があり，（式1）のような計算が必要となる。

$$脂質中の各脂肪酸含量（mg/g）= \frac{E \times F \times H}{D \times G} \times 1,000 \qquad （式2）$$

② 脂質中の総脂肪酸含量（mg/g）＝各脂肪酸含量（mg/g）の総和

③ 脂肪酸組成（%）

$$= \frac{各脂肪酸含量（mg/g）}{総脂肪酸含量（mg/g）} \times 100$$

〈補足1〉
　（式2）について考えてみよう。図2-7のような分析結果が得られたとする。なお図にはないがクロマトグラフィーでは，それぞれのピークの面積も併せて得られる。仮にC17：0（内部標準物質：ヘプタデカン酸）とC16：0の等重量をガスクロマトグラフィーで分析したら同じ面積になるとする（補正係数1の場合）。その場合面積比（式2の$\frac{E}{D}$）だけC16：0があることになる。すなわちC17：0がF(mg)あればC16：0が$F \times \frac{E}{D}$(mg)含まれるということになる。ただ下記のように脂肪酸によっては必ずしも補正係数が1ではないので，それを補正するためHをかける。
　それを1g（＝1,000mg）当たりに直すため1000/Gをかけたものが（式2）となる。

〈補足2〉
　水素炎イオン化検出器はイメージとして物質に含まれる炭素を燃焼させて生じる炭化水素を検出するものである（厳密には違うので1章5-3，もしくは専門書参照）。このことにより，サンプルの組成（炭素含量など）による影響を受けるためすべての脂肪酸ごとに感度補正係数を求めることが望ましいとされる。しかしながら図2-7のように食品に含まれる脂肪酸には多くの種類があるため，場合によっては食品に含まれる「脂肪酸」は，おおよそ似た構造をもつと考え，不明なものを1，すなわち基準である脂肪酸と同じとするということである。
　また脂肪酸のメチルエステル化，および抽出においては必ずしも100％ではなく何らかのロスが生じる。その補正のためにも内部標準品を用いる。

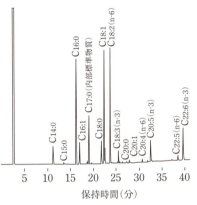

図2-7　ガスクロマトグラム例＊
（大豆油と魚油（ぶり）混合試料の脂肪酸メチルエステル化物）
＊GC条件：ガスクロマトグラフィー操作条件

〈トリアシルグリセロール当量〉

　「日本食品成分表2015年版（七訂）」では「五訂増補日本食品標準成分表」より7項目増やし，50項目に拡充された。そのなかの一つが「トリアシルグリセロール当量」であり，2003年のFAOの推奨方式に対応し，「脂質」の付加情報として収載された。

　トリアシルグリセロール当量を求める計算法について，以下のように（案が）示されている。すなわち「食品中の脂肪酸がすべてトリアシルグリセロールとして存在すると仮定した場合どれだけのトリアシルグリセロールが含まれるかを表すもの」とされる。脂質は，脂肪酸として測定して，トリグリセリド（トリアシルグリセロール）として表す。

　トリアシルグリセロールは，脂肪酸3分子がグリセロールにエステル結合したものである。したがって，脂肪酸の量からトリアシルグリセロールとしての脂質の量は次のように求める。

(1) トリアシルグリセロール分子における，脂肪酸1分子当たりのグリセロール分子の寄与を求める。

$$\text{グリセロールの分子量} \times \frac{1}{3} = \frac{92.094}{3} = 30.698$$

(2) 脂肪酸をトリアシルグリセロールとして表す場合における分子量(式量)の変化を求める。

(3) 可食部100g当たりのある脂肪酸の量に，その脂肪酸の分子量に12.6826を加えた値とその脂肪酸の分子量との比を乗じることにより，可食部100g当たりのトリアシルグリセロールとしての脂質の量に換算する。全ての脂肪酸のトリアシルグリセロールへの換算量から，トリアシルグリセロールとしての脂質の総量を求める。

可食部100g当たりのトリアシルグリセロールとしての脂質の総量(mg)

$$= \Sigma \left\{ 可食部100g当たりの脂肪酸の量(mg) \times \frac{(脂肪酸の分子量 + 12.6826)}{脂肪酸の分子量} \right\}$$

〈補 足〉

高校で化学を履修した人は習ったかと思うが，酸素や炭素といった元素は原子量という固有の重さがある。これは^{12}Cで表される炭素を12.000としたときの比として求められる。また，元素には同位体が一定の割合で存在し，炭素には13.003の質量をもつ^{13}Cという同位体が約1％存在する。するとこのような^{12}Cと^{13}Cの混合物である炭素の正確な原子量は12.011となる。これが表2-3上部に記載されたもので，同じ部分に水素(H：1.008)および酸素(O：15.999)も記載されている。さらに正確な原子量をもとにグリセロール($C_3H_8O_3$)を計算すると(1)にあるグリセロールの分子量は92.094となる。

次にトリアシルグリセロール(A)を考えるときのイメージとして，トリアシルグリセロールを3つのエステルのかたまりと考えてみる(図2-8)。そのようにして考えるとトリアシルグリセロールは(B)にあるように「脂肪酸」と「グリセロールの1/3分割物」から水が抜けてエステル結合したものとして表される。このグリセロールの1/3分割物の分子量(30.698)から水の分子量(18.015)を除いたものを正確に計算

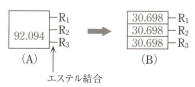

図2-8 トリアシルグリセロール当量イメージ

したものが12.6826となる。すなわち「ある脂肪酸がすべてトリアシルグリセロールとして存在すると仮定」したとき，その仮想トリアシルグリセロール(B)の重量は，その脂肪酸のモル数(脂肪酸の重量／脂肪酸の分子量)に仮想トリアシルグリセロール(B)の分子量(脂肪酸の分子量＋12.6826)を乗じたものになる。これが(3)にある{ }の意味するところとなる。

そのためガスクロマトグラフィーなどにより，すべての脂肪酸の量(mg)がわかれば，この計算を(3)の(Σ)で表されるようにすべての脂肪酸で行っていけばもとの仮想トリアシルグリセロール(B)の重さがわかることになる。

ただし，2015年日本化学会原子量専門委員会においても原子量には変動範囲が示されており，現時点のトリアシルグリセロール当量算出にどの数値を用いているかが明確ではない。また，そもそもガスクロマトグラフィー自体がそこまでの精度を有していないことなどから，トリアシルグリセロール当量は，過渡期にあるといえる。

今後細かな数値は変動する可能性があるが，考え方としては「ある脂肪酸がすべてトリアシルグリセロールとして存在すると仮定」する，このような考え方となる。

表2-3　物質の原子量から算出した分子量

			12.011 C	1.008 H	15.999 O	計算より算出	Merck Index	備考
4:0		酪酸	4	8	2		88.1	1
6:0		ヘキサン酸	6	12	2		116.16	1
7:0		ヘプタン酸	7	14	2		130.18	1
8:0		オクタン酸	8	16	2		144.21	1
10:0		デカン酸	10	20	2		172.26	1
12:0		ラウリン酸	12	24	2		200.32	1
13:0		トリデカン酸	13	26	2	214.35		3
14:0		ミリスチン酸	14	28	2		228.37	1
15:0		ペンタデカン酸	15	30	2	242.40		3
15:0	ant	ペンタデカン酸	15	30	2	242.40		3
16:0		パルミチン酸	16	32	2		256.42	1
16:0	iso	パルミチン酸	16	32	2		256.42	2
17:0		ヘプタデカン酸	17	34	2		270.45	1
17:0	ant	ヘプタデカン酸	17	34	2		270.45	2
18:0		ステアリン酸	18	36	2		284.48	1
20:0		アラキジン酸	20	40	2		312.53	1
22:0		ベヘン酸	22	44	2		340.58	1
24:0		リグノセリン酸	24	48	2		368.63	1
10:1		デセン酸	10	18	2		170.25	2
14:1		ミリストレイン酸	14	26	2		226.35	2
15:1		ペンタデセン酸	15	28	2		240.38	2
16:1		パルミトレイン酸	16	30	2	254.41		3
17:1		ヘプタデセン酸	17	32	2	268.44		3
18:1		オレイン酸	18	34	2		282.46	1
20:1		イコセン酸	20	38	2	310.52		3
22:1		ドコセン酸	22	42	2		338.57	1
24:1		テトラコセン酸	24	46	2	366.63		3
16:2		ヘキサデカジエン酸	16	28	2		252.39	2
16:3		ヘキサデカトリエン酸	16	26	2		250.38	2
16:4		ヘキサデカテトラエン酸	16	24	2	248.37		3
17:2		ヘプタデカジエン酸	17	30	2		266.42	2
18:2		オクタデカジエン酸	18	32	2		280.44	2
18:2	n-6	リノール酸	18	32	2		280.44	1
18:3		オクタデカトリエン酸	18	30	2		278.43	2
18:3	n-3	α-リノレン酸	18	30	2		278.43	1
18:3	n-6	γ-リノレン酸	18	30	2		278.43	1
18:4	n-3	オクタデカテトラエン酸	18	28	2		276.41	2
20:2	n-6	イコサジエン酸	20	36	2	308.51		3
20:3	n-6	イコサトリエン酸	20	34	2		308.5	2
20:4	n-3	イコサテトラエン酸	20	32	2		304.47	2
20:4	n-6	アラキドン酸	20	32	2		304.47	1
20:5	n-3	イコサペンタエン酸	20	30	2		302.45	1
21:5	n-3	ヘンイコサペンタエン酸	21	32	2		316.48	2
22:2		ドコサジエン酸	22	40	2	336.56		3
22:4	n-6	ドコサテトラエン酸	22	36	2		332.52	2
22:5	n-3	ドコサペンタエン酸	22	34	2		330.5	2
22:5	n-6	ドコサペンタエン酸	22	34	2		330.5	2
22:6	n-3	ドコサヘキサエン酸	22	32	2		328.49	1

備考　1：Merck Index より

　　　2：Merck Index収載の異性体より

　　　3：各原子量（小数点以下3桁）より計算した合計を小数点以下2桁に四捨五入

　　　http://www.mext.go.jp/b_menu/shingi/gijyutu/gijyutu3/006/shiryo/__icsFiles/afieldfile/2010/07/30/1295575_2.pdf

〔3〕 コレステロール

コレステロールは動物に含まれる脂質で，ステロイド骨格をもつ化合物（ステロール類）の一種である（図2-9）。ステロール類にはコレステロールの他に，植物性ステロールのシトステロール，きのこ類のエルゴステロールなどがある。

コレステロールの定量法には，ガスクロマトグラフィー，比色法，酵素法などがあるが，食品にはコレステロール以外のステロール類を含むものがあるため，分別が可能なガスクロマトグラフィーが広範な食品の定量に用いられているので，これを説明する。

● 構　造

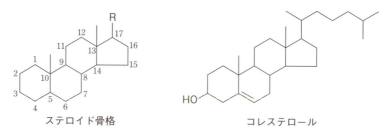

図2-9　ステロール類の骨格

● 測定原理

試料をアルカリ加水分解し，タンパク質や脂質を分解する。食品中のコレステロールは遊離型だけでなく，さまざまな脂肪酸とのエステル型としても存在するが，実験操作（けん化）によりすべて遊離型として総コレステロール量をガスクロマトグラフィーで分析する。ガスクロマトグラフィーに供する試料にはあらかじめ 5α-コレスタン（内部標準物質）を一定量加えて分析を行い，コレステロールピークの面積／5α-コレスタンピークの面積の比から試料中のコレステロール量を定量する。

この方法は，魚介類，獣鳥鯨肉類，乳類，卵類などのコレステロール含量の多い食品に適している。

● 試　薬

1　石油エーテル　　　2　n-ヘキサン　　　3　無水硫酸ナトリウム
4　コレステロール標準溶液：コレステロール（純度99%以上）2.0mg，10.0mgおよび20.0mgに，それぞれ5α-コレスタン5.0mgを加え，n-ヘキサンでメスアップし100mLとする。
5　5α-コレスタン-エタノール溶液（内部標準物質用）：5.0mgの5α-コレスタンを10mLのエタノールに溶解して，0.50mg/mLとする。
6　1mol/L水酸化カリウム－エタノール溶液：水酸化カリウム5.6gを95%エタノール100mLに溶解する。

● 器具装置

共通すり合わせ付きナス型フラスコ（200mL）2個，冷却管，ウォーターバス，分液ろうと（300mL），ろ紙（No.2），ロータリーエバポレーター，ガスクロマトグラフ（水素炎イオン化検出器付き）

● 操 作

〈試料採取と内部標準物質添加〉
① 試料0.3～5gを精秤[注1]（卵黄は0.1～0.13g）
② 5α-コレスタン-エタノール溶液（0.5mg/mL）を正確に1mL添加

〈アルカリ加水分解〉
① 1mol/L水酸化カリウム-エタノール溶液50mLを加える。
② 冷却管をつけ，約80℃の湯せんの中で穏やかに沸騰1時間
  ＊固まりができたら，ガラス棒で砕いて再度加熱する。

〈抽 出〉[注2]
① 冷却後，分液ろうとに移す。
② 水と石油エーテル各50mLを加え，激しく振とう（抽出1回目）
  ＊石油エーテルは引火しやすいので，火気厳禁
③ 二層に分離するまで静置し，水層（下層）を三角フラスコに取り，石油エーテル層（上層）を採取
④ 水層を分液ろうとに入れ，新しい石油エーテル50mLを加え振とう（抽出2回目）
⑤ 同様に抽出を繰り返す（抽出3回目）。

〈抽出液の水洗浄〉
① 抽出3回分の石油エーテル層をまとめて分液ろうとに入れる。
② 水40mLを入れてエマルジョンができないように軽く振とうし，水層を捨てる（洗浄1回目）。
③ 洗浄をさらに3回繰り返す（洗浄2，3，4回目）。

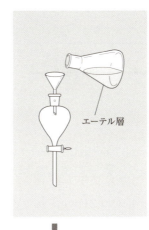

〈溶媒留去〉
① 石油エーテル層を三角フラスコに移し，無水硫酸ナトリウムを入れて撹拌して脱水
② ナス型フラスコ中にろ過し，溶媒をエバポレーターで留去
  ＊乾いた器具を使うこと。

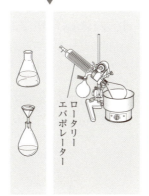

〈ガスクロマトグラフィー分析〉[注3]
① ヘキサン10mLに溶解
② GCに注入（1μL）

注意事項
注1 試料の採取量は，コレステロール含量が検量線の範囲（5α-コレスタン0.5mgに対してコレステロール0.20～2.0mg）に入る量とする。
注2 採取試料中の脂質含量が1g以上のときは，コレステロール抽出率が低下する可能性があるので，アルカリ加水分解後，ジエチルエーテルで抽出を行う。
注3 ガスクロマトグラフィー分析時に，コレステロールのピークに妨害ピークが出る場合は，カラムの分析条件などをかえる。

 定 量　各濃度の標準溶液1μLをガスクロマトグラフィーに注入し，内部標準物質に対するコレステロールのピーク面積比を計算し，重量比との関係について検量線を作成する（図2-10，11）。

■3 脂 質 47

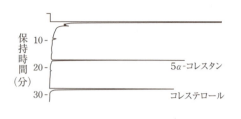

図2-10　ガスクロマトグラフィー例（卵黄）　　図2-11　コレステロール検量線

〈ガスクロマトグラフィーの操作条件例〉

カラム：内径0.24 mm，長さ30 m，液相として5％ジフェニル-95％ジメチルシロキサンのポリマーをヒューズドシリカキャピラリーに結合させたもの，膜厚0.25 μm

温　度：注入口および検出器300℃，カラム280℃

流　量：1 mL/分（ヘリウムまたは窒素，コレステロール保持時間約30分）

注入モード：スプリット（スプリット比1：40）

　試料分析後のガスクロマトグラムより，ピーク面積比（コレステロール／5α-コレスタン）を計算し，検量線を用いて重量比を求めて，次の計算により定量する。

計算

$$\text{コレステロール含量}(\text{mg}/100\,\text{g}) = \frac{A \times 0.5 \times 100}{W}$$

A：検量線より求めた試験溶液中の重量比
　　（コレステロール／5α-コレスタン）
0.5：試料に添加した内部標準物質（5α-コレスタン）量(mg)
W：試料採取量(g)

注〕5α-コレスタンは，食品には含まれないステロール化合物なので，これを試料に加えてガスクロマトグラフィーで分析し，コレステロール／5α-コレスタンのピーク比からコレステロール量を求めることができる。

〔4〕 脂質劣化指標の測定法

(a)　酸価（Acid Value；AV）

　すでに学んだように，食品中の脂質の多くは脂肪酸とグリセリンのエステルであるトリアシルグリセロールである。トリアシルグリセロールは調理による使用，あるいは酸素や光により劣化するがその一つの指標となるものが酸価である。酸価は，トリアシルグリセロールの加水分解により生じた遊離脂肪酸量を中和により滴定するものである。

酸価は，油脂1.0gに含まれる遊離脂肪酸を中和するのに必要な水酸化カリウム(KOH)のmgとして表される。

● **試薬試料**
1　エタノール-ジエチルエーテル混液(1：1，v/v)
2　0.1mol/L水酸化カリウム-エタノール溶液
3　0.1％フェノールフタレイン溶液
4　使用(劣化)した油

● **器具**　プラスチック駒込ピペット，100mLメスシリンダー
200mL三角フラスコ，ビュレット，撹拌子，マグネチックスターラー

コレステロールの分析法

1. **コレステロール含量が低い食品の分析法**：さつまあげ，菓子類，豆類，野菜類，果実類，きのこ類，藻類，し好飲料類，調味料類の分析では，コレステロール含量が少ないため，溶媒で抽出した不けん化物からシリカゲルカラムを用いてコレステロールを精製する。試料量は1～10gとし，内部標準物質はシリカゲルで精製した後に加える。
　シリカゲルによる精製は，まずシリカゲル8gをn-ヘキサンでカラムに充填する。次に，不けん化物のn-ヘキサン溶液を流し，コレステロールを吸着させ，ジエチルエーテル-n-ヘキサン(1：4，v/v) 150mLを流して洗浄する。最後にジエチルエーテル-n-ヘキサン(35：65，v/v) 150mLを流してコレステロールを溶出させる。コレステロール溶出画分に5α-コレスタン-エタノール溶液を1mL加えてから溶媒を留去し，n-ヘキサン10mLに溶解し，ガスクロマトグラフィーで分析を行う。

2. **コレステロール含量が高い食品の簡便分析法**：食肉，卵，粉乳などのコレステロール含量が高い食品は，簡便分析法でも測定が可能である。分析中に大量に脂肪酸が生じる脂身などでは，コレステロールの抽出が不十分となるため，簡便分析法は適用できない。試料0.3g以下をスクリューキャップ付き試験管(容量12mL程度)に秤量する。内部標準物質として5α-コレスタン0.5mgを添加する。50％水酸化カリウム水溶液1mLと95％エタノール2mLを加え，スクリューキャップをして80℃で1時間加熱し，けん化する。冷却後，水2mLとヘキサン3mLを加えて10分間振とう後，1500rpmで10分間遠心分離を行い，ヘキサン層を別の試験管に採取する。水層にヘキサンを加えて抽出，遠心分離する操作をさらに2回繰り返し，抽出液をまとめる。これを試験溶液として，ガスクロマトグラフ装置に注入する。

● 操 作

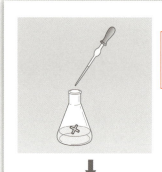

〈試料精秤〉
① 試料約20 gをプラスチック駒込ピペットで200 mL三角フラスコに取り，正確に秤量する(Sg)
② 撹拌子を入れる（以降の操作はドラフトで行う）。

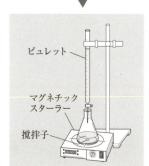

ビュレット
マグネチックスターラー
撹拌子

〈滴 定〉
① エタノール-ジエチルエーテル混液100 mL（おおよそでよい）を加えて油脂を溶解する。
② 0.1％フェノールフタレイン溶液0.5 mL程度を加える。
③ ビュレットに0.1 mol/L水酸化カリウムのエタノール溶液を入れ滴定を行う（なお，このとき一度に大量の水酸化カリウムを入れるとそれによりトリアシルグリセロールの加水分解が生じるため，ゆっくりと滴下する。フェノールフタレインの微紅色が30秒程度持続されるところを終点（a(mL)）とする。

注意事項

注〕 複数回滴定を行う場合，滴定容器には酸・アルカリ以外のものであれば入っていてもかまわないので，滴定の終わった三角フラスコを水道水で5回以上洗浄し，蒸留水ですすいで次の滴定に使ってもよい。

▍計算

$$酸価 = 5.611 \times a \div S$$

0.1 mol/L水酸化カリウム1 mL中の水酸化カリウム重量＝5.611 mgとなるのでa(mL)中には$5.611 \times a$(mg)水酸化カリウムが存在することとなる。

すなわち正確な試料量S(g)に含まれる遊離脂肪酸を中和するのに必要な水酸化カリウムが$5.611 \times a$(mg)ということであるので，油脂1.0(g)当たりに直すためS(g)で割る。

（b） 過酸化物価（Peroxide Value；POV）

すでに述べたようにトリアシルグリセロールは，さまざまな条件により劣化し，過酸化物（脂質過酸化物，ヒドロペルオキシド）を与える。その評価法の一つとして，多価不飽和脂肪酸の酸化（図2-12）により生成する過酸化物を指標とする過酸化物価（Peroxide Value；POV）がある。

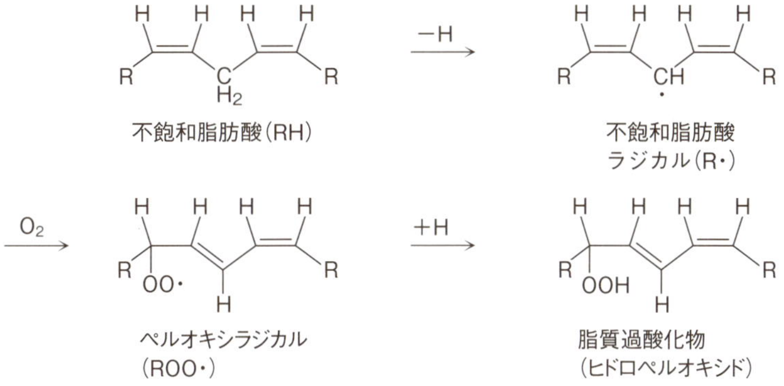

図2-12　油の酸化

　脂質過酸化物はヨウ化カリウム（KI）と式1のように反応し，ヨウ素（I_2）を生成する。ヨウ素はチオ硫酸ナトリウムと反応しイオン化するとヨウ素-デンプン反応を起こさなくなるため，デンプンを指示薬としてヨウ素量を定量する（図2-13，式2）。

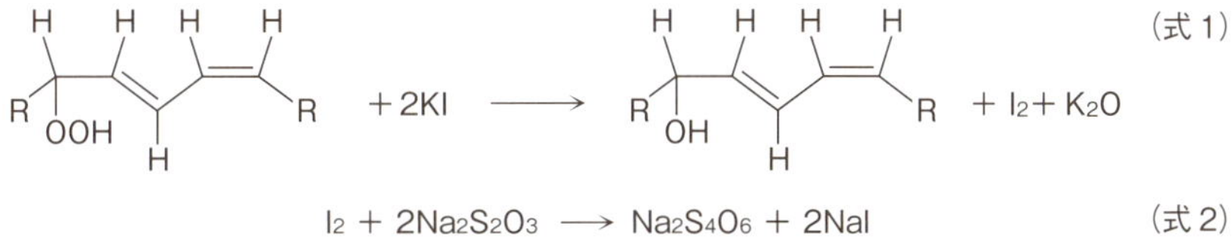

$$I_2 + 2Na_2S_2O_3 \longrightarrow Na_2S_4O_6 + 2NaI \qquad (式2)$$

図2-13　過酸化物質量の測定法

　もう少し簡単にすると，以下のようになる。

①　脂質過酸化物があるとその量に比例してヨウ素（I_2）ができる（式1）。

②　ヨウ素がどれだけ（脂質過酸化物により）できたかは，ヨウ素をなくすためにチオ硫酸ナトリウムがどれだけ必要かを測定することにより定量できる（式2）（ヨウ素デンプン反応の消去が終点）。

　なお公定書では酢酸・クロロホルム溶液であるが，クロロホルムは毒性が強いため，本実験ではイソオクタンを用いる

🔴 試薬 試料

1　酢酸-イソオクタン混液（3：2，v／v）
2　0.01 mol／L チオ硫酸ナトリウム溶液
3　飽和ヨウ化カリウム溶液
4　1％デンプン溶液
5　使用（劣化）した油

🔴 器具 装置

共栓付き200 mL 三角フラスコ，撹拌子
100 mL メスシリンダー　酢酸-イソオクタン混液用
100 mL メスシリンダー　水用
マグネチックスターラー，ビュレット，ピペットマン

＊酢酸も「酸」なので取扱いには注意すること。また，かなり強いにおいがするので顔や鼻を近づけないこと。

■3　脂　質　51

● 操 作

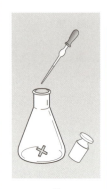

〈試料精秤〉
① 試料約 10 g を共栓付 200 mL 三角フラスコに取り正確に秤量する（S g）
② 撹拌子を入れる
③ ドラフトに持っていき，酢酸・イソオクタン（3：2）溶液 35 mL を加え，マグネチックスターラーにのせる

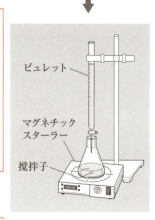

〈滴　定〉
① ビュレットに 0.01 mol/L チオ硫酸ナトリウム溶液をセットし，撹拌しながら，青色が消えるまで滴定を行う（a mL）。（デンプンを入れる前の色に近づいた点を終点とする。ただし，厳密に同じ色にはなりにくい）
② 同様の実験を試料を入れていないものについても行い，ブランクとする（b mL）。

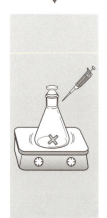

〈ヨウ素生成反応〉
① ピペットマンで飽和ヨウ化カリウム溶液 3 mL を加え，共栓付き三角フラスコにふたをして 1 分ほど強めに撹拌後，5 分間放置する
② 水 70 mL を加え，ふたをして 1 分ほど激しく撹拌。写真を撮るなどして，ヨウ素-デンプン反応が起こる前の色を覚えておく
③ ピペットマンで 1%デンプン溶液 1 mL を加える

注意事項

注〕なお滴定容器には酸・アルカリ以外のものがいくら入っていてもいいので，滴定の終わったビーカーは撹拌子を磁石で固定し液を捨て，水道水で 5 回以上洗浄し，蒸留水ですすいで次の滴定に使ってもよい。

計算

$$\text{過酸化物価}(\text{meq/kg}) = (a-b) \times 0.01 \, (\times F) \div S \times 1{,}000$$

F：チオ硫酸ナトリウムの力価

　式2ならびにブランクの概念から，実験結果の意味は，チオ硫酸ナトリウム $(a-b) \times 0.01$ mmol 必要とするヨウ素が，試料に含まれる脂質過酸化物により生成していたということである。

　すなわち，正確な試料量 S(g) に含まれる脂質過酸化物が $(a-b) \times 0.01$ mmol 相当（equivalent）ということであるので，油脂 1.0〔kg〕当たりに直すため S(g) で割ったのち，1,000 をかけて求める。

4 タンパク質，アミノ酸

　タンパク質は，複数のアミノ酸がペプチド結合により重合した高分子化合物である。タンパク質の定性反応には，タンパク質の高次構造に起因するもの，ペプチド結合やアミノ酸に共通した構造に起因するもの，あるいは，タンパク質を構成しているアミノ酸の側鎖独自の特性に起因するものがある。これらの反応は，呈色反応と沈殿・凝固反応に大別される。

　ここでは，定性実験をして，アミノ酸およびタンパク質の存在を確認するための代表的な呈色反応(ビウレット反応，ニンヒドリン反応，およびキサントプロテイン反応)を示す。

　また，定量実験としては，タンパク質はケルダール法，アミノ酸は，ホルモール滴定法，高速液体クロマトグラフ(HPLC)法を示す。

4-1　タンパク質・アミノ酸の定性実験

〔1〕　ビウレット反応

● 測定原理

　尿素の加熱によって生じるビウレットが銅イオンを有色の錯化合物を生成する反応からこの名前が付けられている(図2-14)。ビウレット反応では，2つ以上のカルバミル基($-CO-NH_2-$)が存在する(3分子以上のアミノ酸が結合したペプチド)タンパク質にアルカリ条件下でCu^{2+}を加えると，紫色を呈する。タンパク質は多数のペプチド結合($-CO-NH-$)をもつため，この反応を示す。したがって，この反応はタンパク質に共通な反応であるが，遊離アミノ酸やジペプチドはこの反応は示さない。

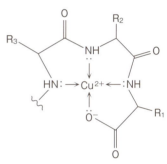

図2-14　ビウレット-銅錯化合物

● 試薬試料

1　10%水酸化ナトリウム溶液
2　0.5硫酸銅溶液
3　1%ゼラチン溶液：ゼラチン1gを水に懸濁させ十分に吸水させた後，50℃で加温して溶かす。

● 操作

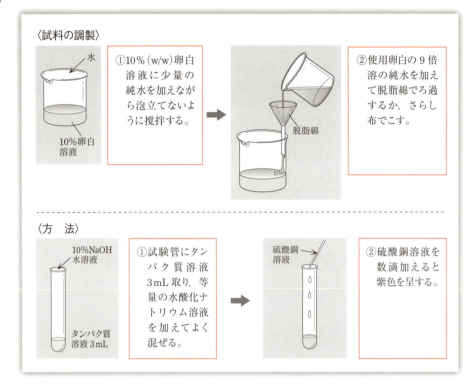

〈試料の調製〉
① 10%(w/w)卵白溶液に少量の純水を加えながら泡立てないように撹拌する。
② 使用卵白の9倍溶の純水を加えて脱脂綿でろ過するか，さらし布でこす。

〈方法〉
① 試験管にタンパク質溶液3 mL取り，等量の水酸化ナトリウム溶液を加えてよく混ぜる。
② 硫酸銅溶液を数滴加えると紫色を呈する。

ビウレット反応という名称の由来

　ビウレット(biuret)は人の名前ではなく，化合物(右図)の名称である。ビウレットがアルカリ条件下で銅(Ⅱ)イオン配位結合して紫色に呈色することは，以前から知れていた。3つ以上のアミノ酸が結合したペプチドと銅(Ⅱ)イオンとの呈色反応は，これとほぼ同じ原理であるため，こちらもビウレット反応とよぶようになった。

$$\underset{\text{ビウレット}}{H_2NCNHCNH_2 \atop \underset{O}{\parallel}\ \underset{O}{\parallel}}$$

化学式　$C_2H_5N_3O_2$

〔2〕 ニンヒドリン反応

測定原理　α-アミノ酸と2分子のニンヒドリンによって起こる呈色反応で，ルーヘルマン紫という青紫色の色素が生じる。遊離のアミノ酸だけでなく，タンパク質やペプチドなどの検出にも利用される。プロリンを除くアミノ酸はこの反応を示すが，プロリンは構造上の特徴から1分子のニンヒドリンとしか反応せず，青紫色ではなく黄色を呈する。

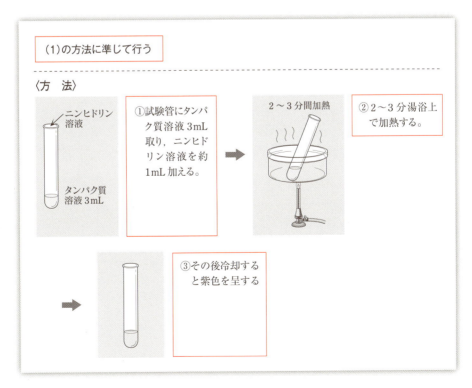

図2-15　α-アミノ酸とニンヒドリンの反応

試薬　0.1%(w/w)ニンヒドリン溶液

操作　(1)の方法に準じて行う

〈方法〉
① 試験管にタンパク質溶液3mL取り，ニンヒドリン溶液を約1mL加える。
② 2～3分湯浴上で加熱する。
③ その後冷却すると紫色を呈する

4　タンパク質，アミノ酸

〔3〕 キサントプロテイン反応

測定原理　チロシン，トリプトファン，フェニルアラニンなどのベンゼン環もつアミノ酸（芳香族アミノ酸）に起こる反応である。芳香族アミノ酸の側鎖のベンゼン環が硝酸によりニトロ化されることによりうすい黄色を呈する。この反応は，加熱により促進される。さらに冷却後，アルカリ条件下にすると橙色を呈する（図2-16）。したがって，この反応は上記アミノ酸だけでなく，芳香族アミノ酸を持つタンパク質やペプチドにも起こる反応である。しかし，これらのアミノ酸をほとんど含まないゼラチンでは，この反応は起こらない。

図2-16　芳香族アミノ酸がニトロ化されて生じる反応

試薬
1. 濃硝酸
2. 10%水酸化ナトリウム溶液

操作

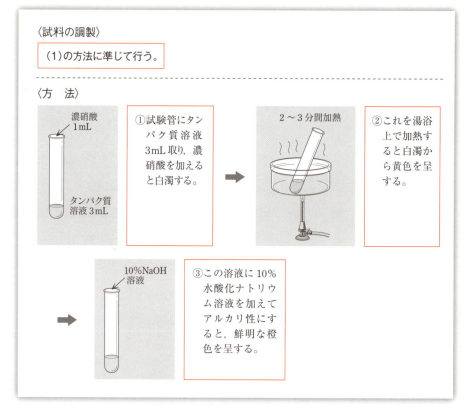

4-2 タンパク質の定量実験

　食品中のタンパク質定量には，ケルダール法が広く使われている。食品成分のうちでタンパク質には，窒素（N）が成分元素として含まれていることが特徴である。そこで，ケルダール法では，食品に含まれている窒素の量を測定して，その値に「窒素-タンパク質換算係数」を乗じてタンパク質量を求める。食品中には，食品ごとに性質の違う多くのタンパク質が含まれ，その量もさまざまである。そのため，食品ごとに異なる窒素-タンパク質換算係数がFAOより提案されている（表2-4）タンパク質の何パーセントが窒素かは食品によって異なるため，窒素量からタンパク質量を求めるときに乗じる値（N-タンパク質換算係数が異なるということ）。この表に示されている食品については，その係数を用いる。表以外の食品については，タンパク質の窒素含有量の平均値が16%（100／16＝6.25）であることから6.25を用いる。

　ここでは，蒸留にパルナスの蒸留装置を用いる，セミミクロケルダール法について記述する。なお，五訂成分表で採用されているタンパク質分析方法は，マクロ改良ケルダール法，およびサリチル酸添加改良ケルダール法である。

〔1〕 タンパク質の定量

〈セミミクロケルダール法〉

表2-4　窒素-タンパク質換算係数

食品群	食品名	換算係数	食品群	食品名	換算係数
穀　類	アマランサス えんばく 　オートミール おおむぎ こむぎ 　玄穀，全粒粉 　小麦粉，フランスパン，うどん，そうめん類，中華めん類，マカロニ・スパゲッティ類，ふ類，小麦たんぱく，ぎょうざの皮，しゅうまいの皮 　小麦はいが こめ，こめ製品（赤飯を除く） ライ麦	5.30 5.83 5.83 5.83 5.70 5.80 5.95 5.83	種実類	アーモンド ブラジルナッツ，らっかせい その他のナッツ あさ，えごま，かぼちゃ，けし，ごま，すいか，はす，ひし，ひまわり	5.18 5.46 5.30 5.30
			野菜類	えだまめ，だいずもやし らっかせい（未熟豆）	5.71 5.46
			肉　類	ゼラチン，腱（うし），豚足，軟骨（ぶた，にわとり）	5.55
			魚介類	ふかひれ	5.55
			乳　類	乳，チーズを含む乳製品，その他（シャーベットを除く）	6.38
豆　類	だいず，だいず製品（豆腐竹輪を除く）	5.71	調味料及び香辛料類	しょうゆ類，みそ類	5.71
油脂類	バター類，マーガリン類	6.38			
上記以外の食品					6.25

■4　タンパク質，アミノ酸　57

測定原理

〈分解〉

食品を過剰の濃硫酸(H_2SO_4)中で加熱分解すると，窒素(N)はアンモニア(NH_3)に変化して硫酸アンモニウム($(NH_4)_2SO_4$)の形で硫酸中にとどまるが，その他の元素は CO，CO_2，H_2O に分解され，これらは気化して消失してしまう。

含窒素化合物＋H_2SO_4

$$\longrightarrow (NH_4)_2SO_4 + CO\uparrow + CO_2\uparrow + SO_2\uparrow + H_2O\uparrow$$

(硫酸の一部)

〈蒸留〉

分解後の溶液に過剰の濃アルカリ($NaOH$)を加えて加熱すると$(NH_4)_2SO_4$はNH_3を遊離する。遊離したNH_3を既知濃度・既知量の希 H_2SO_4溶液に捕集する。このとき，反応しなかった希 H_2SO_4は容器中に残存する。

$$(NH_4)_2SO_4 + 2NaOH$$
$$\longrightarrow 2NH_3 + Na_2SO_4 + 2H_2O$$
$$2NH_3 + H_2SO_4 \longrightarrow (NH_4)_2SO_4$$

〈滴定〉

NH_3と反応せず残存しているH_2SO_4量を，既知濃度の希 $NaOH$ 溶液で滴定し，NH_3と反応して消費された希 H_2SO_4量を求める。

$$H_2SO_4 + 2NaOH \longrightarrow Na_2SO_4 + 2H_2O$$

消費された希 H_2SO_4量が食品由来のNH_3量に相当することよりN量を求め，それに窒素 - タンパク質換算係数を乗じてタンパク質量を求める。

試薬

1 濃硫酸

2 分解触媒：K_2SO_4と$CuSO_4 \cdot 5H_2O$ を9：1に混ぜる。

3 中和用30% $NaOH$：$NaOH$ 45 g に水100 mL を加えて溶解する。

4 混合指示薬：メチルレッド0.2 g をエタノール100 mL に溶解したものと，メチレンブルー0.2 g をエタノール100 mL に溶解したものを等量混合する。

5 0.05mol/L(0.05N)$NaOH$：$NaOH$ 2 g を水に溶かして1 L にする。この溶液の力価Fを求めるために，その10 mL を0.025 mol/L(0.05 N)のシュウ酸溶液(力価fをはかり取ったシュウ酸より求めておく)で滴定する(滴定値AmL)。

$$F = f \times A/10$$

6 0.025mol/L(0.05N)H_2SO_4：濃硫酸1.39 mL(2.56 g) を1 L の水に除々に加えて混和する。

器具装置

ケルダールフラスコ(200 mL)，メスフラスコ(100 mL)，分解装置，蒸留装置，ビュレット

操 作

〈分解〉

① 試料0.5～1g(窒素量として20mg程度)を電子天秤で正確にはかり取り，分解フラスコに入れる。

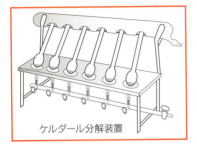

ケルダール分解装置

② ①の中に分解触媒を5～10g入れ，さらに濃H_2SO_4を約20mL加えて，よく混合した後，分解装置にセットして加熱分解する。
　空試験として試料を入れずに②～④の操作を同様に行う。

③ 分解液は，黒褐色→茶褐色→緑褐色→青緑色と変化する。分解液が青色になってから，さらに1時間加熱を続け分解を完全にしてから終了し，放冷する。

④ 分解液を100mLのメスフラスコに移し，脱イオン水を加えて正確に100mLにして保存びんに入れて保存する。

〈蒸留〉

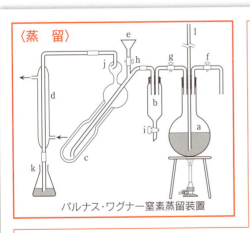

パルナス・ワグナー窒素蒸留装置

① 丸底フラスコaに2/3以下の脱イオン水と沸騰石を入れる。コックg・h・iは閉じ，fを開き約10分間沸騰させる。同時に冷却器dに水を流す。

② 0.025mol/LのH_2SO_4を10mLと混合指示薬2～3滴を入れた100mLの三角フラスコkを用意する。

③ まずコックfだけが解放で，ほかは閉まっていることを確認してから，ろうと下のコックhを開く。ついでH_2SO_4の入った三角フラスコkを冷却器につけ，ガラス管の先端を液中に差し込んでおく。

④ ろうとeから分解液10mLをホールピペットで注入し，少量の脱イオン水で洗う。ついで30%NaOH約10mLを駒込ピペットで加え，同様に少量の脱イオン水で洗う。コックhを閉じ，それと同時に手早くコックgを開く。

⑤ コックfを閉じ水蒸気を蒸留器cに導入し，蒸留する。蒸留時間は通常10～15分であるが，三角フラスコの液量が最初の3～4倍となるまで蒸留を続ける。

⑥ 蒸留が終わったら受器三角フラスコを下げ，冷却器のガラス管の先端を液面よりはなし，さらに2分間蒸留を続ける。ついで冷却器のガラス管の先端を少量の脱イオン水で洗い，H_2SO_4液中に流し込む。

⑦ コックfを開き，ついでコックgを閉じると蒸留器c中の分解液が廃液受器bに逆流する。逆流させた廃液はコックiを開いて排出させる。

⑧ コックhを開いて，ろうとeから蒸留器cに脱イオン水を約10mLを入れ，蒸留および排出の操作を3回繰り返し洗浄する。

〈滴　定〉

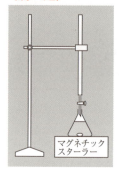

①蒸留により留出したNH₃は，受器中のH₂SO₄と反応して中和される。そこでNH₃によって中和されなかった過剰のH₂SO₄を0.05 mol/L NaOHで滴定する（V_1）。
②蒸留②のフラスコについても0.05 mol/L NaOHで滴定し（V_2），フラスコ中のH₂SO₄量を求めておく。滴定は3回以上行い，滴定値の差が0.1 mL以内の値の平均をとる。混合指示薬は，酸性で紫色，中性で灰色，アルカリ性で緑色を示すので，終点は灰色となったところである。

計算

窒素-タンパク質換算係数（表2-4参照）

0.05 mol/L NaOH 1 mL は窒素（N）0.0007 g に相当するので

$$N(\%) = \frac{0.0007 \times F \times (V_2 - V_1)}{S} \times \frac{100}{10} \times 100$$

タンパク質（%） ＝ N（%）×〔窒素-タンパク質換算係数〕

　　V_1：本試験の0.05 mol/L NaOHの滴定値（mL）
　　V_2：空試験の0.05 mol/L NaOHの滴定値（mL）
　　S ：試料量（g）

プラスOne

アンモニアのホウ酸による捕集

　ケルダール法で蒸留により遊離したアンモニアを0.025 mol/H₂SO₄の代わりに4%ホウ酸溶液で捕集する別法もある。捕集されたアンモニアは，同じメチルレッド＋メチレンブルーの混合pH指示薬を用いて，既知濃度の希硫酸（0.025 mol/L H₂SO₄）で滴定できる。本滴定では混合指示薬が緑色→ピンク色へ変化したときが終点となるため，大変わかりやすい。この場合の計算方法も上記の計算方法と同様である。
　窒素−タンパク質換算係数（表2-4参照）。

4-3 アミノ酸の定量実験

〔1〕 遊離アミノ酸の定量

食品中の遊離アミノ酸は，うま味をはじめとする食品の味に大きく関与する。またメイラード反応（アミノカルボニル反応）による食品の香気，色の生成にも関わるため，その量の定量は，食品の品質評価などにおいて重要である。遊離アミノ酸総量の定量方法には，アミノ酸と亜硝酸との反応により生ずるN_2（窒素）量を測定することにより求めるバン・スライク法やアミノ酸のアミノ基($-NH_2$)とホルムアルデヒドを反応させて（シッフ塩基の形成），アミノ基の塩基性を消失させた後に，残ったカルボキシ基($-COOH$)の量を水酸化ナトリウム（NaOH）水溶液との中和滴定により求めるホルモール滴定法が古くから用いられている。

本書では，実験操作が簡単で，必要機器・器具をそろえやすいホルモール法について記述する。

(a) ホルモール滴定法（総遊離アミノ酸量の定量）

● 測定原理　遊離アミノ酸中のアミノ基にホルムアルデヒドを付加してシッフ塩基構造とした後，残ったカルボン酸量を水酸化ナトリウム水溶液との中和滴定により求める（図2-17）。

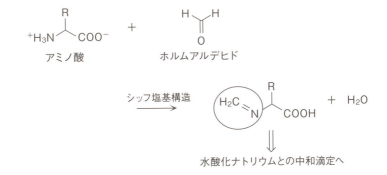

図2-17　ホルモール滴定法の原理

● 試薬試料　ホルモール液：市販の37%（w/w%）ホルマリン（ホルムアルデヒド）水溶液に0.05 mol/L水酸化ナトリウム水溶液を滴下してpH 8.4としたもの。

本実験は主に果汁，ピューレ，ジュースなどの溶液状の食品（不溶物はろ過して除いたもの）が対象である。

● 器具装置　25 mL用ビュレット，pHメーター，マグネチックスターラー，ホールピペット

操　作

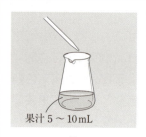

①果汁 5～10mL（アミノ態窒素 1～5 mg を含有する量，A mL）を滴下用 100mL コニカルビーカーに取る。

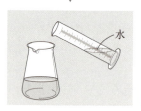

②水を加えて 35mL にする。

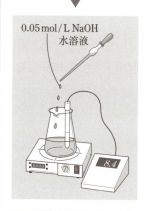

③pH メーター電極を挿入し，マグネチックスターラーをセットし，緩やかに撹拌しながら，0.05 mol/L NaOH 水溶液を駒込ピペットなどで滴下し，pH8.4 にする。

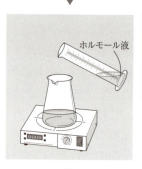

④ホルモール液 15 mL を加えて撹拌し，反応させる。

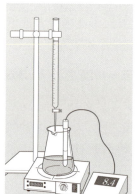

⑤pH が再び 8.4 になるまで 0.05 mol/L NaOH 溶液で中和滴定する（B mL）。

⑥別の 100mL コニカルビーカーにホルモール液 15mL，純水 20mL を加え，pH が 8.4 になるまでに要する 0.05 mol/L NaOH 水溶液の量をブランク値として求める（C mL）。

計算

$$\text{果汁100g中のアミノ態窒素量(mg)} = (B - C) \times F \times \frac{100}{AS} \times 0.7 \times \text{希釈率}$$

A：滴定に用いた果汁の体積(mL)
B：ホルモール液を加え反応させた後の滴定値(mL)
C：ブランクの滴定値(mL)
F：0.05 mol/L 水酸化ナトリウムの力価
S：果汁の密度(g/cm^2)
0.7：0.05 mol/L 水酸化ナトリウム 1mL に対応する窒素の mg 数
希釈率：果汁の希釈率（希釈しない場合は 1，2 倍に希釈した場合は 2）

(b) 高速液体クロマトグラフ(HPLC)法を用いた各遊離アミノ酸の定量

最近では，遊離アミノ酸総量よりもより詳細に，各アミノ酸がそれぞれどのような量存在するかについての情報[注]に対する要望も大きい。この場合はHPLCを用いたアミノ酸分析実験を行うので，その主な方法について説明する。

注〕なお，「日本食品標準成分表2015年版(七訂)」に記載されている主な食品中の各遊離アミノ酸含量については，日本栄養・食糧学会のホームページ中に，遊離アミノ酸DB(Data Base)として文献記載値がとりまとめて公表されている。

測定原理　液状の食品(しょうゆ，酒，酢など)はそのまま，の希釈液固体の食品は遊離アミノ酸を抽出する作業を実施して得られる抽出液(食品をホモジナイズしたのち，これを75%エタノール，緩衝液などで抽出)をフィルター(0.45μmメンブレンフィルター)ろ過[注]，陽イオン交換カラムを接続したHPLCシステムでアミノ酸ごとに分離する。陽イオンカラムの種類，溶出条件については多くの報告があるので，それらから適切なものを選べばよい。分離の一例を図2-18に示す。陽イオン性の違いから，各アミノ酸がそれぞれ異なる固有の時間に溶出されることがわかる。

注〕試料(食品)ごとに適切な抽出法・希釈法は異なるので，詳細は，他の参考書，文献など参照するとよい。

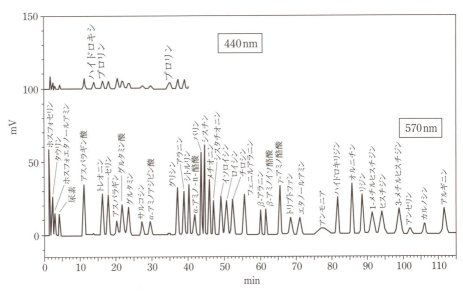

図2-18　HPLCを用いたアミノ酸分析での各アミノ酸の分析
(ニンヒドリン検出法)

分離カラム：陽イオン交換カラム
展開溶媒：塩化リチウム濃度(0.1→1.0 mol/L)およびpH(2.8→4.1)のグラジエントによる段階溶出

なお，分離した各アミノ酸の代表的な検出・定量法としては，以下のニンヒドリン法，*o*-フタルアルデヒド法がある。各方法ともに分析対象のアミノ酸ごとに標準的物質を用いて，「分析量ピーク面積」の検量線グラフを作成しておき，試料を分析して得られたピーク面積をこの検量線に当てはめて含有量を求める。

① ニンヒドリン法

　ニンヒドリンと遊離アミノ酸を反応させて赤〜紫物質へ導き（図2 − 19），その赤〜紫物質の量を570 nm の光の吸光度（OD_{570}）（プロリン類については440 nm の光の吸光度（OD_{440}）を測定することにより定量する方法（図2 − 19はニンヒドリン検出法での分析例）

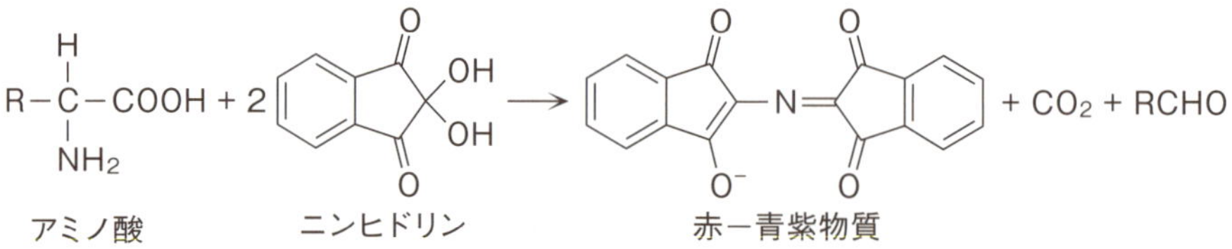

R−C(H)(NH₂)−COOH + 2 ニンヒドリン → 赤−青紫物質 + CO_2 + RCHO

アミノ酸　　　ニンヒドリン　　　　　　赤−青紫物質

図2-19　ニンヒドリン検出の原理

② *o*-フタルアルデヒド法

　o-フタルアルデヒド法と遊離アミノ酸を反応させて蛍光物質へ導き（図2 − 20），励起波長340 nm，検出波長430 nm で蛍光検出する方法

　ニンヒドリン法，*o*-フタルアルデヒド法は，いずれも各アミノ酸を陽イオンカラムを用いた HPLC で分離後に誘導体へ導いて検出するものであるため，これらのアミノ酸分析をポストカラム法という（アミノ酸を誘導体へ導いてから HPLC で分離するプレカラム法という方法もある）。

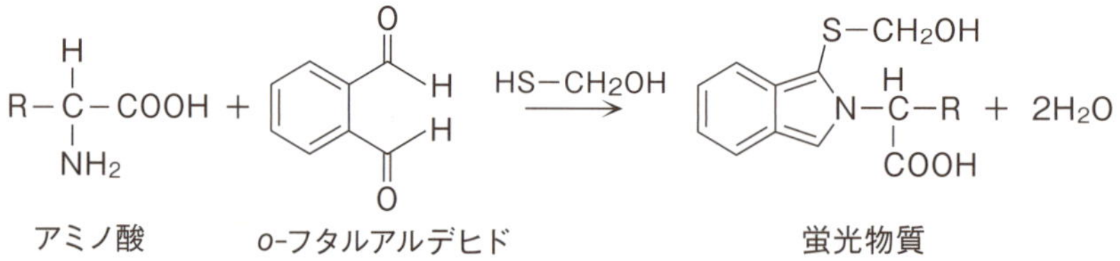

R−C(H)(NH₂)−COOH + *o*-フタルアルデヒド + HS−CH₂OH → 蛍光物質 + $2H_2O$

アミノ酸　　　*o*-フタルアルデヒド　　　　　　蛍光物質

図2-20　*o*-フタルアルデヒド検出の原理

64　■2章　一般食品の分析

5 炭水化物

　　炭水化物は，構成する糖の数の違いから単糖，オリゴ糖および多糖，ヒトの消化酵素への消化性の違いから糖質と食物繊維（難消化性成分の総体）に分類される。エネルギー源としては，グルコースやフルクトースなどの単糖，スクロースやマルトースなどの二糖，およびデンプンなどの多糖が重要である。加工調理を考えるうえでは，メイラード反応による褐変，多糖の粘性などが問題となる。食物繊維には整腸作用や食後血糖の上昇抑制作用などの機能性があり，その一部は腸内細菌によって発酵分解され，短鎖脂肪酸として吸収される。このように，炭水化物は意義の異なる複数の成分を含んでいるので，改訂された「日本食品成分表2015年版（七訂）」において，炭水化物の付加情報として，利用可能炭水化物（単糖当量）という項目が追加された。しかし，利用可能炭水化物が収載されている食品はまだ限られており，炭水化物の成分値を実学で利用するのが現状である。

　食品成分表において，炭水化物の成分値は原則として差し引き法により求めた計算値（分析値ではない）が記載されており，他の成分の分析誤差を含む値である。また，炭水化物が微量で差し引き法で求めることが困難な魚介類，肉類および卵類については，アンスロン-硫酸法（全糖）の分析値に基づいた値が記載されている。なお魚介類および肉類に含まれる炭水化物は主にグルコースとグリコーゲンであり，いずれも水溶性である。

　　本章では，糖類の定性，差し引き法による炭水化物の算出，アンスロン-硫酸法による全糖の定量に加え，単糖やオリゴ糖を分別定量する方法である高速液体クロマトグラフ（HPLC）法の分析法について解説する。なお，利用可能炭水化物（単糖当量）は，高速液体クロマトグラフ法や酵素法により分別定量された糖類，デンプンより算出されている。また，古くからよく知られている還元糖の定量法についても記載した。

　　なお，食物繊維については次章で解説する。

5-1　糖類の定性実験

　　糖類は最小単位である単糖，単糖が複数結合したオリゴ糖（少糖），多数結合した多糖に分類される。また，構成する糖の炭素数によって三炭糖～六炭糖に，アルデヒド基をもつか，ケトン基をもつかによって，アルドースとケトースに分類される。本項では，糖質に共通な呈色反応（モーリッシュ反応），還元糖の反応（ベネジクト反応），ケトースとアルドースを区別する反応（セリワノフ反応），五単糖への反応（ビアル反応），単糖への反応（バーフォード反応），デンプンの検出反応（ヨウ素-デンプン反応）を組み合わせることで，糖の定性を行う。

〔1〕　モーリッシュ反応

試薬・試料　モーリッシュ試薬：α-ナフトール5gを95％エタノール100mLに溶解，スポイトびんに分注する*。

　　1％糖質水溶液：グルコース，フルクトース，スクロース，キシロース，マ

5　炭水化物　65

ルトース，ソルビトール，グルコサミン塩酸塩，デンプン

＊1か月以内に使用すること。試薬を光に当てないこと。アルミホイルで遮光するか，褐色のスポイトびんを用いること。

呈色原理

糖類が硫酸の作用によりフルフラール誘導体を生じ，さらにα-ナフトールと縮合し，色素となる。糖一般に反応し，紫色に呈色する。ただしアミノ糖，糖アルコールは呈色しにくい（図2-21）。

図2-21 モーリッシュ反応の原理

器具

試験管，ウォーターバス，駒込ピペット，スポイトびん

操作

〈モーリッシュ反応〉
①各試料溶液2 mLを試験管に取る。
②モーリッシュ試薬を2滴加え，よく混ぜる。
③駒込ピペットで濃硫酸をゆっくり流し込む。
④下層（濃硫酸）と上層（試料）の境界面が呈色する。

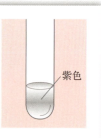
紫色

〔2〕 ベネジクト反応

● 試薬試試料
ベネジクト試薬：①クエン酸ナトリウム86.5gと無水炭酸ナトリウム50gを400mLの温水に溶解する。
②硫酸銅8.7gを50mLの純水に溶かす。
③かき混ぜながら，②を①に少しずつ加え，純水で500mLに定容する。
1%糖質水溶液：グルコース，フルクトース，スクロース，キシロース，マルトース，ソルビトール，グルコサミン塩酸塩，デンプン

● 呈色原理
還元糖の量に応じてCu^{2+}が還元されCu_2O（赤褐色）の沈殿を生じる。なお，沈殿の量に応じて反応液は緑褐色〜透明となる。

● 器具装置
試験管，ウォーターバス，駒込ピペット，スポイトびん

● 操作

〈ベネジクト反応〉
①各試料溶液0.5mLを試験管に取る。
②ベネジクト試薬2mLを加え，よく混ぜる。
③沸騰浴中で2分加熱する。
④沈殿が生じ，呈色する。

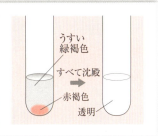

〔3〕 セリワノフ反応

● 試薬試試料
セリワノフ試薬：レゾルシノール0.38gを希塩酸（塩酸：水＝1：2）750mLに溶かす。
1%糖質水溶液：グルコース，フルクトース，スクロース，キシロース，マルトース，ソルビトール，グルコサミン塩酸塩，デンプン

● 呈色原理
ケトースが塩酸の作用によってフルフラール誘導体を生じ，さらにレゾルシンと反応することで赤色色素となる。ケトースを含む多糖も反応する。アルドースに対しては反応速度が遅い。

● 器具
試験管，ウォーターバス，駒込ピペット，スポイトびん

● 操　作

〈セリワノフ反応〉
①各試料溶液0.5 mLを試験管に取る。
②セリワノフ試薬3 mLを加え，よく混ぜる。
③沸騰浴中で加熱，加熱時間の合計が2分，5分，10分となるように呈色を3回観察する。

〔4〕　バーフォード反応

● 試　薬
　 試　料
バーフォード試薬：酢酸第二銅・二水和物50.3 gを750 mLの純水に溶かし，氷酢酸6.8 mLを加えて，よく混ぜる。
1％糖質水溶液：グルコース，フルクトース，スクロース，キシロース，マルトース，ソルビトール，グルコサミン塩酸塩，デンプン

● 呈　色
　 原　理
酸性溶液中では，二糖類より単糖類がCu^{2+}を還元する能力が高いことを利用して，二糖類と単糖類の分別を行う。赤色沈殿を生じる。

● 器　具
試験管，ウォーターバス，駒込ピペット，スポイトびん

● 操　作

〈バーフォード反応〉
①各試料溶液0.5 mLを試験管に取る。
②バーフォード試薬3 mLを加え，よく混ぜる。
③沸騰浴中で5分加熱する。
④沈殿が生じ，呈色する。

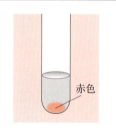
赤色

〔5〕　ビアル反応

● 試　薬
　 試　料
ビアル試薬：オルシノール1.5 gを50％塩酸500 mLに溶解後，8％塩化第二鉄水溶液を1.5 mL加え混合する*。
1％糖質水溶液：グルコース，フルクトース，スクロース，キシロース，マルトース，ソルビトール，グルコサミン塩酸塩，デンプン

＊1か月以内に使用すること。試薬を光に当てないこと。アルミホイルで遮断するか，褐色のスポイトびんを用いること。

● 呈　色
　 原　理
ペントースは，無機酸と加熱するとフルフラール誘導体を生じ，さらにオルシノールと縮合することで青色～緑色に呈色する。ヘキソースは茶かっ色を呈する事がある（図2-22）。

図2-22 ビアル反応の原理

● 器　具　　試験管，ウォーターバス，駒込ピペット，スポイトびん

● 操　作

〈ビアル反応〉
①各試料溶液を10滴試験管に取る。
②ビアル試薬2 mLを加え，よく混ぜる。
③沸騰浴中で5分加熱する。
④呈色が弱い場合，追加で5〜10分加熱する。

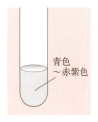
青色〜赤紫色

〔6〕 ヨウ素デンプン反応

● 試　薬
　試　料
ヨウ素ヨウ化カリウム試薬：1 gのヨウ化カリウムを15 mLの純水に溶解後，0.2 gのヨウ素を加え完全に溶解させる。純水で100 mLに定容し，スポイトびんに分注する。
1%糖質水溶液：グルコース，フルクトース，スクロース，キシロース，マルトース，ソルビトール，グルコサミン塩酸塩，デンプン

● 呈　色
　原　理
デンプンを構成するアミロース・アミロペクチンが，ヨウ素と複合体を形成することで青色を呈する。枝分かれ構造の多いアミロペクチンの含量が多いデンプンの場合，赤紫色が強くなる。

● 器　具　　試験管，ウォーターバス，駒込ピペット，スポイトびん

● 操　作

〈ヨウ素デンプン反応〉
①各試料溶液2 mLを試験管に取る。
②ヨウ素ヨウ化カリウム試薬を5滴加え，よく混ぜる。
③呈色を観察する。

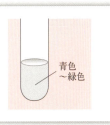
青色〜緑色

5 炭水化物　69

注意事項（〔1〕～〔6〕共通）

注〕 突沸する可能性がある反応を含むため，試験管の向きに注意しながら，試薬をゆっくり混合すること。かならず安全メガネを着用すること。反応しない場合は，少しゆすってみたり，加熱時間を伸ばすこと。

それぞれの反応を整理し，試料である糖質水溶液の分別を行う。

5-2　糖類の定量実験

〔1〕　炭水化物の定量実験

（a）　差し引き法（炭水化物）

魚介類，肉類および卵類を除く食品全般に適用する。100 g から水分，タンパク質，脂質および灰分の合計（g 数）を差し引く。なお，差し引き法による炭水化物の成分値には，食物繊維も含まれている。また，硝酸イオン，アルコール分，酢酸，タンニン，カフェイン，テオブロミンまたはポリフェノールを多く含む食品では，これらも差し引く。なお，食物繊維を基本的に含まず，糖量も少ない魚介類，肉類，および卵類は，次項のアンスロン‐硫酸法（全糖）を用いる。

（b）　アンスロン*‐硫酸法（全糖）

糖は強い酸で処理すると脱水しフルフラール，およびその誘導体になり，加えて各種の分解生成物が生じる。これらがアンスロン（図2-23）やフェノールなどの試薬と反応して呈色するので，これを比色して全糖量（炭水化物量）を定量できる。アンスロン‐硫酸法は，酸による糖の分解とアンスロン試薬による呈色の2つの反応が含まれる。強酸により，多糖類は一般に単糖類に加水分解されるので，本法は全糖類の定量法として用いられている。

ジュース，清涼飲料水などの糖を分析する場合は，必要に応じてろ過して濁りを除去し，定量に用いることができる。タンパク質の多い試料は，トリクロロ酢酸を加え，タンパク質を沈殿させてから，ろ過して使用する。試料をトリクロロ酢酸で処理することで，タンパク質を沈殿させると同時に水溶性の糖を抽出する。この抽出液をアンスロン‐硫酸法などで定量する。

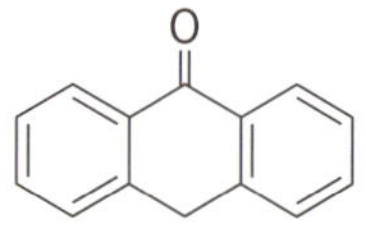

図2-23　アンスロン（anthron, 9,10-ジヒドロ-9-オキソアンスラセン）の構造式

＊アントロンともいう。

🟠 **試　薬**　1　10%（w/v）トリクロロ酢酸溶液：トリクロロ酢酸5 g を水に溶かし50 mL とする。

2　5%（w/v）トリクロロ酢酸溶液：トリクロロ酢酸5 g を水に溶かし100 mL とする。

70　■2章　一般食品の分析

3　アンスロン試薬*：アンスロン0.20 gを75％硫酸(v/v)で100 mLとする（用時調製）。

4　グルコース標準溶液(0.02～0.08 mg/mL)

＊冷蔵で保存可能だが，次第に褐色を帯びてくるため，長くは置けない。

器具装置
ホモジナイザー，遠心管，メスフラスコ(200 mL)
遠心分離器，分光光度計

操作

〈糖の抽出〉

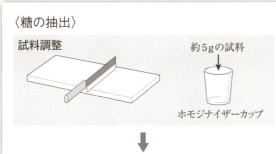

①包丁で試料を細断し，さらにたたいて均一にする。
②約5 gを精秤し，ホモジナイザーカップに入れる。

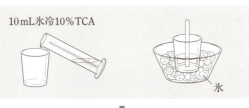

③冷却した10％トリクロロ酢酸(TCA)溶液10 mL添加
④氷冷下でホモジナイズ(10,000 rpm，3分間)する。
⑤遠沈管に移す。

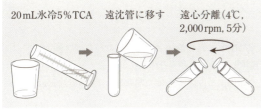

⑥ホモジナイザーカップおよびホモジナイザーに付着した試料を，5％トリクロロ酢酸溶液20 mLで遠沈管に洗い込む。
⑦遠心分離(2,000 rpm，5分間)後，上澄み液を集める。
⑧5％トリクロロ酢酸溶液20 mLで⑥の洗い込みおよび沈殿部の洗浄を行う。再度遠心分離を行い，上澄み液を集める。この洗浄操作を2回行う。

この操作を3回行う。

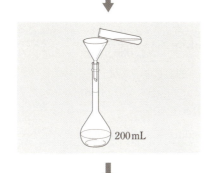

⑨3回分の上澄み液を合わせ，水で200 mLに定量する。

■5　炭水化物　71

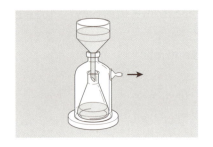

⑩ろ紙*でろ過後，全糖試料溶液とする。
＊ADVANTEC No. 5B相当品

〈反応①〜⑤〉注1

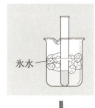

① アンスロン試薬5mLを，壁面につかないように注意しながら試験管に入れ，十分に冷却する。
② 試料溶液0.5mLを管壁に沿って静かに注ぎ込み，氷水中で十分混合する注2。グルコース標準溶液(0.02〜0.08mg/mL) 0.5mLについても同様に行う。

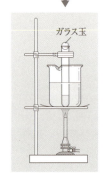

③ 試験管はガラス玉などで軽くふたをする。
④ 各試験管を沸騰水浴中で10分間加熱する（試験管は軽くふたをする）。
⑤ 冷水で冷却する(3分間)。

〈吸光度測定〉

⑥ 620nmの吸光度を測定する注3。同時にグルコース濃度のわかっている標準溶液から検量線を作成し，試料の定量を行う。

注意事項

注1 鋭敏な反応であるため，器具の洗浄が不十分であったり，ほこり，特にセルロース繊維が混入すると誤差の原因となる。

注2 アンスロン試薬に試料を加える際に生ずる水和熱による部分的な反応が実験の精度に影響するため，冷却と試薬の混合を慎重に行うことが操作のポイントである。

注3 各糖は違った強さ，違った速さで発色するが，その極大吸収は，ほぼ同じ波長(620nm)である。ただし，2-デオキシ糖やウロン酸はピンク色を呈する。脂肪，タンパク質，アミノ酸など，不純物の影響は少ないとされるが，トリプトファンが多く存在すると反応に影響する。

計算

$$希釈試料溶液の全糖量(g/100\,mL) = A \times \frac{200}{1,000,000}$$

A：検量線から求めた試料中の全糖量(μg/0.5mL)

$$元の試料の全糖量(g/100\,g) = B \times C \times \frac{V}{W}$$

B：試料溶液の全糖量(g/100mL)
C：試料溶液の希釈倍数
V：全糖用試料溶液の容量(mL)
W：試料採取量(g)

〔2〕 高速液体クロマトグラフィー(HPLC法)を用いた単糖,二糖,オリゴ糖の定量

　単糖や二糖などの少糖類の分離には,サイズ排除(ゲルろ過)法,イオン交換法,順相分配法などのクロマトグラフィーが用いられる。ここでは固定相に親水基を用いた順相分配の高速液体クロマトグラフィー:HPLCを示す。糖類は,生体成分の検出に通常用いられる紫外領域,および可視領域での吸収がほとんどないため,検出には,示差屈折率(RI)検出器が広く用いられている。RI検出器は,溶質が溶けると溶媒の屈折率が変化することを利用していて,どのような化合物でも検出できる。しかし,紫外線吸収の検出器に比べ,感度が低く,グラジエント溶出ができない欠点がある。

試薬
1. 50%(v/v)エタノール
2. 10%(w/v)水酸化ナトリウム溶液
3. 標準品:水分を測定*し,無水物に換算する。
   (例:D-グルコース　試薬特級)

*カールフィッシャー法(p.28),もしくは減圧加熱乾燥法(例えば,60度,5時間)で乾燥する。

溶液の調製

　標準品約100 mgを精秤,水で25 mLに定容する。この液を例えば2, 5, 10 mL採取し,水で20 mLに定容する。標準溶液の濃度は,検出器の感度などを考慮して設定する。

グリコーゲンの定量

　全糖分析用試料溶液50 mLに95%エタノール100 mLを混ぜながら徐々に加える。塩化ナトリウム2 gを加え,80℃水浴中で加温する。室温まで冷却し,冷蔵庫で一晩放置する。沈殿したグリコーゲンを遠心分離で集める。沈殿物に95%エタノールを加え遠心分離し,エタノール層を捨て沈殿物を洗浄する。フェノール-硫酸法で糖が検出されなくなるまで,洗浄を繰り返す。沈殿を水に溶かし,200 mLとする。アンスロン-硫酸法でグルコース量を定量し,グリコーゲン量を求める。

計算

$$\text{グリコーゲン}(g/100\,g) = \frac{A \times V_1 \times V_3}{V_2 \times W \times 1{,}000} \times 100 \times 0.9$$

　A：検量線より求めたグリコーゲン用の試料溶液中のグルコース濃度(mg/mL)
　V_1：全糖用試料溶液の容量(mL)
　V_2：全糖用試料溶液の採取量(mL)
　V_3：グリコーゲン用試験溶液の容量(mL)
　W：試料採取量(g)
　0.9：グルコースからグリコーゲンへの換算係数
　　＊p.78デンプンの定量の際の換算係数と同じ。

装　置　超音波洗浄機，高速液体クロマトグラフィー：HPLC，示差屈折率(RI)検出器付き**

　　　　カラム：シリカ系アミノカラム(例えば，Inertsil NH₂，内径3.0mm，長さ150mm)もしくはポリマー系アミノカラム

　　　　移動相：アセトニトリル(HPLC用)：水＝80：20(v/v)**

　　　　流　速：0.2～1.0mL/分(HPLCやカラムによって調整)

　　　　温　度：室温

　　　　注入量：5～10μL

＊示唆屈折率検出器は，移動相の組成が変化するとベースラインが変化するため，一定組成の溶媒を用いて分析する。また，スイッチを入れてから1時間程度安定化が必要である。示唆屈折率検出器のほかに，蛍光検出器(誘導体化が必要)，パルス電気化学検出器なども利用できる。

＊＊カラムの経時的劣化に伴い，徐々に溶出時間が短くなるので，混合比を調整する。

操　作

①ビーカーに試料(0.5～5g)を正確にはかり取り，水約30mLを加え，溶液が酸性の場合には10%(w/v)水酸化ナトリウム溶液でpH5～7程度に調整する。固体試料の場合，必要に応じて30分程度の超音波処理などにより，炭水化物を抽出する。全量をメスフラスコに移し，水で50mLに定容する。定容後，不溶物がある場合はろ紙でろ過，さらにろ液を孔径0.45μmのメンブレンフィルターに通す。

②タンパク質，または多糖類を多く含む試料の場合，水の代わりに50%(v/v)エタノールを用いて，操作①を行う。また，試料溶液をエバポレーターで減圧乾固した後，水に再溶解したものを試料とする。

③脂質を多く含む試料の場合，試料に石油エーテル40mLを加え撹拌し，遠心分離(2000回転/分，10分間)する。必要に応じて，この脱脂操作を繰り返し，40～50℃の湯浴で石油エーテルを蒸散させる。残留物に対して，操作①を行う。

④試料溶液，もしくは標準溶液を5～10μL取り，インジェクターに注入，分析を開始する。

計算

　試料溶液および標準糖溶液の各ピーク面積より各糖の濃度を算出する。その和を全糖量とする。

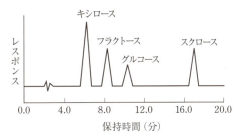

図2-24　標準糖の高速液体クロマトグラムの模式図

試料溶液中の各少糖類の濃度(mg/mL)

$$= A_1 \times \frac{B_1}{S_1}$$

試料溶液中の少糖類の濃度(mg/mL)

$$= A_1 \times \frac{B_1}{S_1} + A_2 \times \frac{B_2}{S_2} + A_3 \times \frac{B_3}{S_3} + \cdots\cdots$$

　　　An：標準溶液中の成分nの濃度(mg/mL)
　　　Bn：試料溶液中の成分nの面積
　　　Sn：標準溶液中の成分nの面積

〔注〕　利用可能炭水化物(単糖当量)を計算する場合は，換算係数(二糖類は1.05，オリゴ糖は1.07，デンプン1.10)を乗ずること。

〔3〕 総還元糖(単糖，二糖，オリゴ糖)の定量

(a) ベルトラン(Bertrand)法

　単糖は，鎖状構造の分子内にアルデヒド基またはケトン基をもち，アルカリ性において還元性を示すことから還元糖とよばれる。また，これらの官能基をもつ少糖(オリゴ糖)も還元性を示す。還元糖の定量法としては，2価の銅を糖の還元力によって還元し，析出する酸化第一銅 Cu_2O を定量する方法がある。ここでは最も一般的に用いられているベルトラン法について述べる。食品中には各種の還元糖が含まれているが，これをそれぞれ分離定量することは困難であるため，一般に全還元糖を一つの還元糖として表す方法がとられている。

$$2Cu(OH)_2 + R\text{-}CHO^* \longrightarrow Cu_2O\text{(赤色沈殿)} + R\text{-}COOH + 2H_2O \quad \cdots\cdots ①$$

$*R\text{-}CHO$：還元糖

$$Cu_2O + Fe_2(SO_4)_3 + H_2SO_4 \longrightarrow 2CuSO_4 + 2FeSO_4 + H_2O \quad \cdots\cdots ②$$

$$10FeSO_4\text{(紫色)} + 2KMnO_4 + 8H_2SO_4$$
$$\longrightarrow 5Fe_2(SO_4)_3 + 2MnSO_4\text{(無色)} + K_2SO_4 + 8H_2O \quad \cdots\cdots ③$$

測 定 原 理　　還元糖はアルカリ性条件下で硫酸銅を還元して，酸化第一銅（亜酸化銅）Cu_2O の赤色沈殿を与える（①式）。生成した酸化第一銅は硫酸酸性下で硫酸第二鉄を還元して，硫酸第一鉄を与える（②式）。硫酸第一鉄は過マンガン酸カリウム溶液（紫色）を脱色する（③式）。つまり，脱色された過マンガン酸カリウム溶液の滴定量から還元糖により還元された銅量を求めることができる。還元力は糖の種類により異なるので，求められた銅量から対応する糖量をベルトラン糖類定量表（表2-5）により算出する。

試 薬

1　ベルトラン A 液[注1]：硫酸銅（Ⅱ）五水和物（$CuSO_4 \cdot 5H_2O$）40 g を水に溶かして 1 L とする。

2　ベルトラン B 液[注2]：酒石酸カリウムナトリウム四水和物（$C_4H_4O_6KNa \cdot 4H_2O$，ロッシェル塩ともいう）200 g と水酸化ナトリウム（NaOH）150 g を水に溶かし，室温まで冷却後，水を加えて 1 L とする[注2]。

3　ベルトラン C 液：硫酸鉄（Ⅲ）・n 水和物（硫酸第二鉄（$Fe_2(SO_4)_3 \cdot nH_2O$））50 g を約 500 mL の水に溶かし，さらに濃硫酸（H_2SO_4）110 mL（200 g）を十分に注意しながら徐々に加え，室温まで冷却後，水を加えて 1 L とする。

4　ベルトラン D 液：過マンガン酸カリウム（$KMnO_4$）5 g を水に溶かして 1 L とする。これを 2 日以上暗所に放置後[注3]，ろ過して褐色びんに貯える。用時力価を標定する。

5　**中性酢酸鉛飽和溶液**：酢酸鉛・三水和物［$Pb(CH_3COO)_2 \cdot 3H_2O$］25 g を水 50 mL に溶解する。不溶の酢酸鉛をろ別する。

6　ベルトラン D 液の力価標定：200 mL 容三角フラスコにシュウ酸アンモニウム一水和物［$(COONH_4)_2 \cdot H_2O$］約 250 mg を正確に秤量し，水約 100 mL を加えて溶かし，濃硫酸 1～2 mL を加え 60～80℃に加熱する。冷めないうちにベルトラン D 液で微紅色になるまで滴定する。シュウ酸アンモニウム一水和物（分子量 142.1）一分子は，銅（分子量 63.6）二分子に対応する[注4]ことからシュウ酸アンモニウム一水和物 250 mg に相当する銅量は，$250/142.1 \times 2 \times 63.6 = 223.8$ mg となる。したがって，このシュウ酸アンモニウム溶液に対するベルトラン D 液の滴定量を a mL とすると，力価 F（ベルトラン D 液 1 mL に対応する銅量 mg）は $223.8/a$ mg/mL となる。

注意事項

注1　ベルトラン A 液と B 液の混合液はフェーリング溶液という。

注2　この溶液は，$KMnO_4$ 溶液（D 液）を脱色（還元）してはならない。もし，還元するようなら，$KMnO_4$ 溶液を脱色しなくなるまで加えておく。

注3　放置およびろ過は，混在する有機物により生成する二酸化マンガンを除くために行う。

注4　$2KMnO_4 + 5(COONH_4)_2 + 8H_2SO_4$

$$\longrightarrow 10CO_2 + 2MnO_4 + K_2SO_4 + 5(NH_4)_2SO_4 + 8H_2O \cdots\cdots ④$$

（④式 − ③式 − 5 × ②式）× 1/5

$$\underset{(\quad 1 \quad : \quad 2 \quad)}{(COONH_4)_2 + 2CuSO_4 + H_2O} \longrightarrow Cu_2O + (NH_4)_2SO_4 + 2CO_2 + H_2SO_4$$

操 作

〈試料調製 ①〜⑦〉

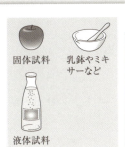

①試料採取量：Wg 還元糖として0.2〜1.0gを含む。
＊場合により水や海砂とともにすりつぶす。

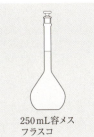

②試料と水を入れ，約100 mLにする。
③中性酢酸鉛飽和溶液を新たな沈殿が生じなくなるまで入れる注1。
④水で250 mLに定容

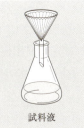

⑤乾燥ろ紙でろ過
⑥無水シュウ酸ナトリウムを新たな沈殿が生じなくなるまで入れる注2。
⑦再度ろ過したものを試料液とする。

〈分析操作 ①〜⑨〉

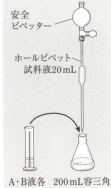

①試料液20 mLを採取（還元糖16〜80 mgを含む）
②ベルトランA液，B液各20 mLを加える。

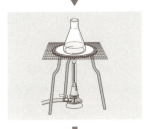

③煮沸（沸騰してから正確に3分間）
④放冷し，Cu_2O（赤色）を沈殿させる。上澄み液で青色であることを確認する注3。

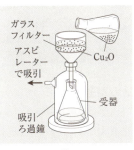

⑤ウィットのろ過器もしくはガラスフィルターや桐山ろうとで上澄みを吸引ろ過する注3。
⑥三角フラスコの沈殿を少量の蒸留水で洗浄，再び静置し上澄み液を吸引ろ過する。青色がなくなるまで3〜4回繰り返す。

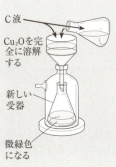

⑦受器を新しいものに変える。
⑧ベルトランC液20 mLをとり，1/3を三角フラスコに入れ沈殿を溶解させる。ろ紙上の沈殿もガラス棒で押しつぶすなどして溶かしてからゆっくりと吸引する。残りのC液で上の操作を繰り返し沈殿を完全に溶解させる。
⑨少量の蒸留水で三角フラスコ，およびろ紙（もしくはフィルター）を洗浄，洗液も新しい受器に入れる。

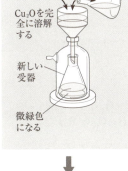

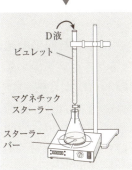

〈滴 定〉

①この液を60〜80℃に温める。
②直ちにベルトランD液で微紅色になるまで滴定する（30秒間微紅色を持続するまで）。

注意事項

注1　タンパク質，色素類などを除く操作。牛乳，果実，大豆関連の食品に適用する。中性酢酸鉛飽和溶液の使用量は2mL以下にする。
注2　過剰の鉛をシュウ酸塩として取り除く。
注3　還元糖と反応するのに十分な量の硫酸銅があれば，上澄み液は青色となる。

計算

① 試料液20 mL中の還元糖により還元された銅量(mg) = ベルトランD液の滴定量(mL) × ベルトランD液の力価 F (mg/mL)

② ベルトラン糖類定量表(表2-5)より，上記で求めた銅量を対応する還元糖量に換算する。合致する値が表中にない場合は比例配分で計算する。これにより，試料液20 mL中の還元糖量(mg)が求まる。これを b mg とする。

③ 還元糖量(%) = $b \times \dfrac{250}{20} \times \dfrac{1}{1{,}000} \times \dfrac{100}{W}$

　　W：試料採取量(g)

〈デンプンの定量〉

　デンプンはグルコースが100～1,000個重合した高分子であり，ほぼ還元性を示さない。デンプンを定量する際には塩酸で加水分解し，すべてグルコースとし，そのグルコース量をベルトラン法で求める。得られたグルコース量に0.9を乗じれば，*デンプン量を求めることもできる。実際には，三角フラスコに試料(デンプン0.5～2.0g含有)と25%塩酸(濃塩酸：水 = 25：10 (v/v) 20 mLと水200 mLを加え，還流冷却管を取りつけて沸騰湯浴中で2.5時間加熱する。この溶液を10%(w/v)水酸化ナトリウム水溶液で中和後，水で500 mLに定容する。ろ過後，この加水分解液20 mLについて，ベルトラン法で還元糖量を測定する。

　*デンプン$(C_6H_{10}O_5)_n$一分子は，加水分解して n 分子のグルコース $C_6H_{12}O_6$ を生じる。

$$\dfrac{(C_6H_{10}O_5)_n \text{の分子量}}{nC_6H_{12}O_6 \text{の分子量}} = 162 \times \dfrac{n}{180 \times n} = 0.90$$

〈ショ糖の定量〉

　ショ糖は還元性を示さないから，通常塩酸処理によって転化糖に変えたのち還元糖の定量を行う。得られた転化糖量に0.95を乗じて*ショ糖量とする。実際には，三角フラスコに試料液50 mL(ショ糖0.2～1.0 g含有)と0.1 M 塩酸30 mLを加え，還流冷却管を取りつけて沸騰湯浴中で30分間加熱する。この溶液を0.1 M 水酸化ナトリウム水溶液で中和後，水で250 mLに定容する。次に，この加水分解液20 mLについて還元糖量を測定する。

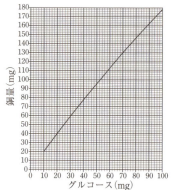

図2-25　グルコース量と還元された銅量の関係(直線ではなく緩やかな曲線である)(ベルトラン糖類定量法より)

表2-5　ベルトラン糖類定量表

糖量(mg)	還元された銅量(mg)					糖量(mg)	還元された銅量(mg)				
	グルコース	転化糖	ガラクトース	麦芽糖	乳糖		グルコース	転化糖	ガラクトース	麦芽糖	乳糖
10	20.4	20.6	19.3	11.2	14.4	56	105.8	105.7	101.5	61.4	76.2
11	22.4	22.6	21.2	12.3	15.8	57	107.6	107.4	103.2	62.5	77.5
12	24.3	24.6	23.0	13.4	17.2	58	109.3	109.2	104.9	63.5	78.8
13	26.3	26.5	24.9	14.5	18.6	59	111.1	110.9	106.6	64.6	80.1
14	28.3	28.5	26.7	15.6	20.0	60	112.8	112.6	108.3	65.7	81.4
15	30.2	30.5	28.6	16.7	21.4	61	114.5	114.3	110.0	66.8	82.7
16	32.2	32.5	30.5	17.8	22.8	62	116.2	115.9	111.6	67.9	83.9
17	34.2	34.5	32.3	18.9	24.2	63	117.9	117.6	113.3	68.9	85.2
18	36.2	36.4	34.2	20.0	25.6	64	119.6	119.2	115.0	70.0	86.5
19	38.1	38.4	36.0	21.1	27.0	65	121.3	120.9	116.6	71.1	87.7
20	40.1	40.4	37.9	22.2	28.4	66	123.0	122.6	118.3	72.2	89.0
21	42.0	42.3	39.7	23.3	29.8	67	124.7	124.2	120.0	73.3	90.3
22	43.9	44.2	41.6	24.4	31.1	68	126.4	125.9	121.7	74.3	91.6
23	45.8	46.1	43.4	25.5	32.5	69	128.1	127.5	123.3	75.4	92.8
24	47.7	48.0	45.2	26.6	33.9	70	129.8	129.2	125.0	76.5	94.1
25	49.6	49.8	47.0	27.7	35.2	71	131.4	130.8	126.6	77.6	95.4
26	51.5	51.7	48.9	28.9	36.6	72	133.1	132.4	128.3	78.6	96.7
27	53.4	53.6	50.7	30.0	38.0	73	134.7	134.0	130.0	79.7	98.0
28	55.3	55.5	52.5	31.1	39.4	74	136.3	135.6	131.5	80.8	99.1
29	57.2	57.4	54.4	32.2	40.7	75	137.9	137.2	133.1	81.8	100.4
30	59.1	59.3	56.2	33.3	42.1	76	139.6	138.9	134.8	82.9	101.7
31	60.9	61.1	58.0	34.4	43.4	77	141.2	140.5	136.4	84.0	102.9
32	62.8	63.0	59.7	35.5	44.8	78	142.8	142.1	138.0	85.1	104.2
33	64.6	64.8	61.5	36.5	46.1	79	144.5	143.7	139.7	86.1	105.4
34	66.5	66.7	63.3	37.6	47.4	80	146.1	145.3	141.3	87.2	106.7
35	68.3	68.5	65.0	38.7	48.7	81	147.7	146.9	142.9	88.3	107.9
36	70.1	70.3	66.8	39.8	50.1	82	149.3	148.5	144.6	89.4	109.2
37	72.0	72.2	68.6	40.9	51.4	83	150.9	150.0	146.2	90.4	110.4
38	73.8	74.0	70.4	41.9	52.7	84	152.5	151.6	147.8	91.5	111.7
39	75.7	75.9	72.1	43.0	54.1	85	154.0	153.5	149.4	92.6	112.9
40	77.5	77.7	73.9	44.1	55.4	86	155.6	154.8	151.1	93.7	114.1
41	79.3	79.5	75.6	45.2	56.7	87	157.2	156.4	152.7	94.8	115.4
42	81.1	81.2	77.4	46.3	58.0	88	158.8	157.9	154.3	95.8	116.6
43	82.9	83.0	79.1	47.4	59.3	89	160.4	159.5	156.0	96.9	117.9
44	84.7	84.8	80.8	48.5	60.6	90	162.0	161.1	157.6	98.0	119.1
45	86.4	86.5	82.5	49.5	61.9	91	163.6	162.6	159.2	99.0	120.3
46	88.2	88.3	84.5	50.6	63.3	92	165.2	164.2	160.8	100.1	121.6
47	90.0	90.1	86.0	51.7	64.6	93	166.7	165.7	162.4	101.1	122.8
48	91.8	91.9	87.7	52.8	65.9	94	168.3	167.3	164.0	102.2	124.0
49	93.6	93.6	89.5	53.9	67.2	95	169.9	168.8	165.6	103.2	125.2
50	95.4	95.4	91.2	55.0	68.5	96	171.5	170.3	167.2	104.2	126.5
51	97.1	97.1	92.9	56.1	69.8	97	173.1	171.9	168.8	105.3	127.7
52	98.9	98.8	94.6	57.1	71.1	98	174.6	173.4	170.4	106.3	128.9
53	100.6	100.6	96.3	58.2	72.4	99	176.2	175.0	172.0	107.4	130.2
54	102.3	102.2	98.0	59.3	73.7	100	177.8	176.5	173.6	108.4	131.4
55	104.1	104.0	99.7	60.3	74.9						

＊ショ糖($C_{12}H_{22}O_{11}$)一分子は加水分解して，グルコース，フラクトース各一分子(いずれも
$C_6H_{12}O_6$)を生じる。

$$\frac{C_{12}H_{22}O_{11}の分子量}{C_6H_{12}O_6の分子量 \times 2} = \frac{342}{180 \times 2} = 0.95$$

〈還元糖，ショ糖，デンプンなどの共存下での糖類定量〉

還元糖，ショ糖，デンプンを共に含む食品は比較的多い。この場合，まず
試料中の還元糖のみを直接定量し，ついで同じ試料を上述したように弱く加
水分解して，糖量をショ糖と還元糖の合計値として測定し，さらに同じ試料
を強く加水分解してデンプンを含めた全糖量を求めて，これらを差し引きす
ることによりショ糖，デンプン量を算出する。

（b） ソモギー・ネルソン法

銅試薬(Cu^{2+})を糖のカルボニル基で還元し，生じる Cu_2O (Cu^+)を定量し
て糖の還元基数を求めるのが本法の原理である。Cu_2O の定量法には，重量
法，滴定法，比色法がある。ソモギー・ネルソン法は比色法として考案され
た糖定量法の最初のもので，還元糖と銅試薬($2Cu^{2+}$)の反応で生じた Cu_2O
を硫酸酸性下でヒ素モリブデン酸塩と反応させて，モリブデンブルーとして
比色する。

反　応　　$2Cu^{2+} + 還元糖 \longrightarrow Cu_2O$　　　　　　　　　　……①
　　　　　　　$Cu_2O + H_2SO_4 \longrightarrow 2Cu^+$　　　　　　　　　　……②
　　　　　　　$2Cu^+ + MoO_4{}^{2-} \longrightarrow 2Cu^{2+} + モリブデンブルー$ ……③

試　薬　　1　ソモギーA液：$CuSO_4 \cdot 5H_2O$ 15.0 g を蒸留水100 mL に溶解する。
　　　　　　　2　ソモギーB液：無水炭酸ナトリウム25 g，ロッシェル塩(酒石酸カリウム
　　　　　　　　　ナトリウム四水和物)25 g，炭酸水素ナトリウム20 g，無水硫酸ナトリウム
　　　　　　　　　200 g を蒸留水に溶かし，1L とする。
　　　　　　　　　使用直前にA液 1.0 mL，B液 25 mL を混合し，ソモギー銅試薬として
　　　　　　　　　用いる[注1]。
　　　　　　　3　ネルソン試薬：$(NH_4)_6Mo_7O_{24} \cdot 4H_2O$ 25 g を約900 mL の蒸留水に溶かし，
　　　　　　　　　これに濃硫酸42 g と $Na_2HAsO_4 \cdot 7H_2O$ 3 g (あらかじめ50 mL の蒸留水に溶
　　　　　　　　　かしておく)を加え混合し，さらに蒸留水を加え1L とする。室温で2日放
　　　　　　　　　置後使用する。

**器具
装置**　　ホールピペット(1 mL)，試験管，メスフラスコ(25 mL)，分光光度計

操　作

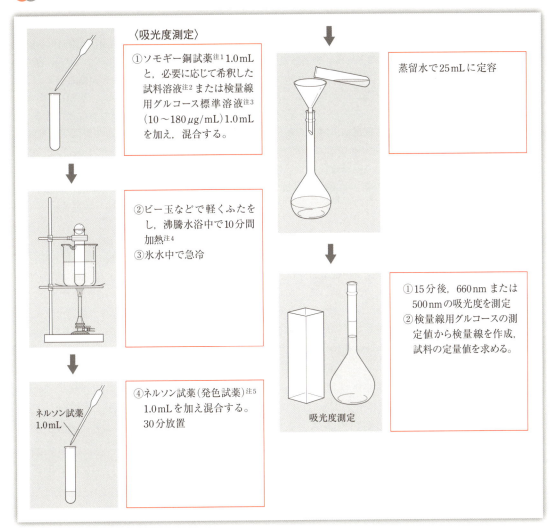

注意事項

注1　A液とB液を混合したソモギー銅試薬は時間が経つと沈殿が出ることがある。沈殿が出た場合は，ろ過して使用する。用時調整が望ましい。
注2　塩類の影響を受けることがあるので，高濃度の塩類を含む試料については注意する。
注3　測定ごとに検量線を書く必要がある。
注4　銅の還元速度は，単糖類の種類により異なる。ガラクトース，マンノースによる還元速度は遅いので注意する。
注5　モリブデンブルーは5時間程度安定である。

計算

$$試料溶液の還元糖量(g/100\,mL) = A \times \frac{C}{10{,}000}$$

A：検量線から求めた試料中の全糖量($\mu g/mL$)
C：試料溶液の希釈倍率

6 食物繊維

　食物繊維(Dietary fiber)は，「ヒトの消化酵素で消化されない食品中の難消化性成分の総体」と定義される。水溶性食物繊維(Soluble dietary fiber; SDF)および不溶性食物繊維 (Insoluble dietary fiber; IDF) に分類され，それらの合計を総量として「日本食品標準成分表2015年版(七訂)」に記載されている。食物繊維には，植物に含まれるセルロース，リグニン，ペクチン，さらには動物性のキチン，キトサンなどがある。

　食物繊維の定量法には，セルロースやリグニンなどの定量に適した界面活性剤抽出を用いる NDF(neutral detergent fiber) 法や ADF(acid detergent fiber) 法，濃度の異なる硫酸への溶解性からリグニンとセルロース，非セルロース多糖類を分別定量する Southgate 法，酵素による人工消化後の残渣を重量で測定する酵素 - 重量法や，酵素処理後にクロマトグラフィーで成分を定量する方法(Englyst 法や酵素 -HPLC 法)などがある。

　ここでは，定量法としてプロスキー変法(酵素 - 重量法)を記述する。

　食品の性質により，プロスキー法においても手法が異なる。藻類のように水溶性食物繊維と不溶性食物繊維の分別定量が困難な場合は，SDF と IDF を分別しない方法であるプロスキー法を用いる。また，プロスキー変法では，野菜類，きのこ類およびそれらの加工品に用いられる場合と，それら以外のすべての食品および大豆，そらまめ，落花生の未熟豆などに用いられる場合において方法が異なる。ここでは最も広範囲の食品に適応される後者のプロスキー変法について解説する。

◉ 測定原理

　食品中の非消化性成分(難消化性成分)が約80％(v/v)のエタノールに不溶であり，逆に消化性成分がそれに可溶であることを利用する。本法は，ヒトの消化系に類似した条件として，食品を耐熱性 α-アミラーゼ，プロテアーゼ，およびアミログルコシダーゼの各酵素で順次処理し，ろ過によりろ液をSDF，残渣をIDFとして分別する。回収した非消化性成分から非消化性タンパク質と灰分を差し引いて，それぞれ水溶性および不溶性の食物繊維量とし，それらの合計を総(Total)食物繊維量とする。

◉ 試薬

1　95％(v/v)エタノール

2　78％(v/v)エタノール

3　0.08 mol/L リン酸緩衝液(pH6.0)：リン酸水素二ナトリウム1.400 g（二水和物の場合は1.753 g)とリン酸二水素ナトリウム一水和物9.68 g（二水和物の場合は10.94 g)を水に溶かし，pH6.0に調整後1 L とする。
　　　なお，本分析では水としては，すべて蒸留水を用いる。

4　耐熱性 α-アミラーゼ溶液：Sigma 社製 A-3306，または Novozymes 社製の termamyl 120 L を用いる(冷蔵保存)。

5　プロテアーゼ溶液：Sigma 社製 P-3910または P-5380を50 mg/mL になるように0.08 mol/L リン酸緩衝液(pH 6.0)に溶かす(用時調製)。

6　アミログルコシダーゼ溶液：Sigma 社製 A-9913を用いる(冷蔵保存)。

7　0.275 mol/L 水酸化ナトリウム溶液：水酸化ナトリウム11.0 g を水に

溶かして1Lとする。
8 **0.325 mol/L 塩酸溶液**：1 mol/L 塩酸溶液325 mLを水に溶かして1Lとする。
9 **セライト545**：Sigma社製C-8656（総食物繊維定量用，酸洗浄済み）。ろ過補助剤として酸洗浄したものを用いる。
10 **アセトン**

器具装置

① トールビーカー（容量500 mL，酵素反応用）
② るつぼ型ガラスろ過器（Pyrex 2G-2など（図2-26）；容量55 mL，フィルター直径40 mm，最大細孔の大きさ40～50 μm，購入後に525℃の電気炉で1時間加熱し，冷却後蒸留水で充分に洗浄して風乾。なお，本器具は本試験用，空試験用各4個ずつ，合計8個用意）
③ ろ過装置（ろ液を回収するため，500 mLのビーカーが入るサイズの吸引鐘および吸引用のアスピレーターを用意。ガラスろ過器はフィルターホルダーにゴムチューブなどを間に挿んで取りつける。なお，フィルターホルダーと吸引鐘の接続にはシリコン栓などを使用）
④ アルミホイル（トールビーカーのふたとして使用）
⑤ ウォーターバスなど湯せんができる器具
⑥ pHメーター
⑦ 振とう型恒温水槽（60℃に設定）
⑧ 定温乾燥機（105±5℃および130±5℃）
⑨ 電気炉（灰分測定用；525±25℃）
⑩ デシケーター
⑪ タンパク質定量用器具一式（4-2 ケルダール法（p.57～）参照）

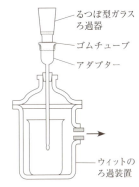

図2-26 ろ過装置

操作

〈試料の前処理〉

試料調製

① 水分，および脂質が少ない食品（穀類，および大豆を除く豆類など）
そのまま均一に粉砕し，篩目開きが500 μmのふるいを通す。

② 水分の多い食品（芋類，果実類）
糖分の少ない食品は，凍結乾燥して均一に粉砕し，同じく500 μmのふるいを通す。また，糖分が多く凍結乾燥が難しい食品は，そのままホモジナイズして篩目開き4 mmのふるいを通す。

③脂質の多い食品

大豆や種実類など脂質含量が5％以上の食品については，あらかじめ脱脂処理を行い，脱脂風乾減量（W_D%）を算出する[注1]。

$$脱脂風乾減量(W_D\%) = \left(1 - \frac{W_1 - W_0}{W}\right) \times 100$$

方法は，「日本食品標準成分表2015年版（七訂）分析マニュアル」p.32〜を参照

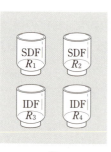

〈セライト層形成〉

① るつぼ型ガラスろ過器を525℃で1時間加熱後，水洗，風乾
② るつぼ型ガラスろ過器にセライトを1g入れ，130℃で1時間加熱，放冷
③ ろ過器内を水洗（50mL×3回）後，78％エタノール（50mL×3回）で洗浄
  ＊ろ過器はろ過装置に取り付け，セライト層を均一に保つように緩やかに吸引しながらろ過する。
④ ガラスろ過器を130℃で1時間加熱乾燥，デシケーター内で45分放冷
⑤ ろ過器は精秤し恒量を求める（デシケーター内で保管）。

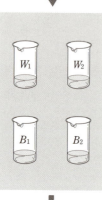

〈酵素処理 1．α-アミラーゼ〉

① トールビーカーに試料を1g（0.1mgまで精秤したもの）を2個用意（W_1，W_2とする）。また，試薬空試験用のトールビーカーも同じく2個用意
② 0.08 Mリン酸緩衝液50mL，耐熱性α-アミラーゼ溶液0.1mLを添加
③ ビーカーをアルミはくで覆い，沸騰水浴中で5分ごとに振とうし，正確に3分間加熱。室温まで放冷後，0.275 mol/L水酸化ナトリウム溶液を約10mL加え，pHメータで7.5±0.1に調整
  ＊試薬空試験とは，試料由来以外の非消化性タンパク質，および灰分を測定し補正するために行う。試料を用いずに同じ操作を行う。
    ここでは，試料W_1，W_2に対して空試験試料をB_1，B_2（B: Blank）とし，同じくB_1からSDF（R_{B1}）およびIDF（R_{B3}），B_2からSDF（R_{B2}）およびIDF（R_{B4}）を作成する。

〈酵素処理 2．プロテアーゼ〉

④ プロテアーゼ溶液0.1mLを添加
⑤ ビーカーをアルミはくで覆い，60℃の恒温槽で振とうしながら正確に30分間加熱。室温まで放冷後，0.325 mol/L塩酸溶液を約10mL加え，同じくpH4.3±0.3に調整

〈酵素処理 3．アミログルコシダーゼ〉

⑥ アミログルコシダーゼ溶液0.3mL添加
⑦ ビーカーをアルミはくで覆い，60℃の恒温槽で振とうしながら正確に30分間加熱。室温まで放冷

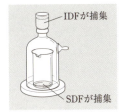

〈SDF, IDFの分別〉
① IDF用ガラスろ過器をろ過装置に取り付け，緩やかに吸引しながら酵素処理液を（セライト層を壊さないように）静かに流し入れ分別
② トールビーカーは，内壁を蒸留水で共洗い（約10 mL×2回）し，ろ過器に流し入れる（セライト層のろ過残渣をIDF，ろ液をSDFとして処理）
　＊IDFはセライト層に捕集。SDFはろ液に移行

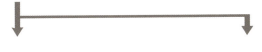

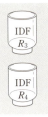

〈IDFの処理〉
① ろ過装置に廃液用容器をセット
② ろ過器のろ過残渣を10 mLの95％エタノール，およびアセトンで順次洗浄

〈SDFの処理〉
① ろ液に60℃に加温した95％エタノールをろ液の約4倍量加え，室温で60分間放置
　＊SDFが沈殿する。
② SDF用ガラスろ過器をろ過装置に取り付け，ろ液を静かに流し込み，ビーカーの内壁を共洗い
③ セライト層を20 mLの78％エタノールで3回，10 mLの98％エタノールで2回，さらに10 mLのアセトンで2回順次洗浄。ろ液は廃棄

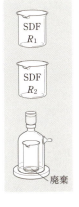

IDF，SDFを捕集したガラスろ過器をそのまま105℃で一晩乾燥後，デシケーター内で室温になるまで放冷し，恒量を測定する。
得られたSDFおよびIDFを用いて，タンパク質および灰分測定を行う。
※ここで，試料W_1からSDF（R_1）およびIDF（R_3），W_2からSDF（R_2）およびIDF（R_4）を作成した。R_1，R_3およびR_{B1}，R_{B3}は非消化性タンパク質測定用，またR_2，R_4およびR_{B2}，R_{B4}は灰分測定用とする。

〈粗タンパク質定量〉
① 粗タンパク質測定試料の残渣全量をセライトとともにスパーテルで掻き出し，ケルダール法によって残渣の窒素量を測定。② 窒素含量に窒素-タンパク質換算係数（p.57, 表2-4）を乗じてタンパク質含量を算出

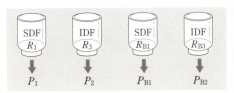

〈灰分定量〉
ガラスろ過器ごと25℃で5時間は灰化処理し，デシケータ中で15分放冷した後，精秤し残渣中の灰分量を求める。

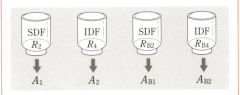

表2-6　データシート

試料採取量(g)	W_1				
	W_2				
SDF			IDF		
残渣(g)	R_1		残渣(g)		R_3
	R_2				R_4
残渣中のタンパク質(g)	P_1		残渣中のタンパク質(g)		P_2
残渣中の灰分(g)	A_1		残渣中の灰分(g)		A_2
空試験の残渣(g)	RB_1		空試験の残渣(g)		RB_3
	RB_2				RB_4
空試験残渣中のタンパク質(g)	PB_1		空試験残渣中のタンパク質(g)		PB_2
空試験残渣中の灰分(g)	AB_1		空試験残渣中の灰分(g)		AB_2

計算

$$\text{IDF}(\text{g}/100\,\text{g}) = \frac{\frac{R_1 + R_2}{2}\left\{1 - \left(\frac{P_1}{R_1} + \frac{A_1}{R_2}\right)\right\} - B_1}{\frac{W_1 + W_2}{2}} \times 100$$

$$B_1(\text{g}) = \frac{R_{B1} + R_{B2}}{2}\left\{1 - \left(\frac{P_{B1}}{R_{B1}} + \frac{A_{B1}}{R_{B2}}\right)\right\}$$

$$\text{SDF}(\text{g}/100\,\text{g}) = \frac{\frac{R_3 + R_4}{2}\left\{1 - \left(\frac{P_2}{R_3} + \frac{A_2}{R_4}\right)\right\} - B_S}{\frac{W_1 + W_2}{2}} \times 100$$

$$B_S(\text{g}) = \frac{R_{B3} + R_{B4}}{2}\left\{1 - \left(\frac{P_{B2}}{R_{B3}} + \frac{A_{B2}}{R_{B4}}\right)\right\}$$

$W_1,\ W_2$　：試料採取量(g)

$R_1,\ R_2$　：残渣(g)

P_1　　　：残渣中のタンパク質(g)

A_1　　　：残渣中の灰分(g)

$R_{B1},\ R_{B2}$：空試験の残渣(g)

P_{B1}　　：空試験残渣中のタンパク質(g)

A_{B1}　　：空試験残渣中の灰分(g)

$R_3,\ R_4$　：残渣(g)

P_2　　　：残渣中のタンパク質(g)

A_2　　　：残渣中の灰分(g)

$R_{B3},\ R_{B4}$：空試験の残渣(g)

P_{B2}　　：空試験残渣中のタンパク質(g)

A_{B2}　　：空試験残渣中の灰分(g)

脱脂乾燥処理した試料については，次式によって原試料に換算する。

$$\text{原試料中の食物繊維含量}(\text{g}/100\,\text{g}) = D \times \left(1 - \frac{W_D}{100}\right)$$

D：脱脂風乾試料中の水溶性，または不溶性食物繊維含量(g/100 g)

W_D：脱脂風乾減量(%)

食物繊維

　食物繊維の機能性が注目されている。「日本食品標準成分表2015年版（七訂）」では，炭水化物に含まれるが，消化されないので，本来エネルギーには換算されない。「日本食品標準成分表2015年版（七訂）」では消化される炭水化物として「利用可能炭水化物」という項目が追記されている。

　食物繊維を食事に多く取り入れることが推奨され，また血糖値の上昇を抑制する，脂肪を吸収しにくくする特定保健用食品や機能性表示食品が多くみられる。

粗繊維，他の食物繊維測定法との違い

　四訂日本食品標準成分表（1982）には粗繊維が掲載されていた。この方法は1860年にドイツのHennebergとStohmannによって開発されたもので，脱脂した植物性食品を希酸と希アルカリで順次処理し，灰分を除いた残渣を繊維値としたものである。しかし，この方法は測定中にヘミセルロース80％，リグニン50～90％，セルロース20～50％が失われ，食物繊維値とはほど遠いものであった。他にはVan Soestらによって開発された中性洗剤溶液中で60分煮沸した後，残渣量を求めるNDF（Neutral Detergent Fiber）法や酸性洗剤溶液中で同様に処理するADF（Acid Detergent Fiber）法がある。しかし，これらは主に家畜飼料の繊維量を測定するために開発されたもので，包含する食物繊維はすべて植物の細胞壁を形成する不溶性食物繊維である。また，Southgate法は利用不能炭水化物の個々の成分を分画して測定する方法である。この方法は精度は高いが，操作が煩雑で，分析に日数を要し，あまり一般的ではないとされている。さらに，Englyst法（酵素・化学的法），Asp法，Prosky法（酵素・重量法）があり，現在，国際的に注目されているのはProsky法とEnglyst法の2つである。Englyst法は非デンプン性多糖類を測定する方法で英国をはじめEC諸国では食物繊維分析法の主流となっているが，「日本食品成分表2015年版（七訂）」には水溶性と不溶性食物繊維を分別定量するProsky変法が採用された。

7　灰分（乾式灰化法）

灰分は，食品試料を一定条件下（550〜600℃）で加熱することで有機物や水分を除き，灰化して得られる残分である。無機質（ミネラル）の総量を反映していると考えられており，差し引き法で求める炭水化物の算出に必要である。ただし塩素は揮散しやすく，塩素を多量に含む試料では灰分量は実際よりも少なく見積もられることがある。また，陽イオンが大量に存在する場合では，食品中の有機物が加熱されて生じる二酸化炭素が炭酸塩を形成するため，灰分量は多く見積もられる。灰化は個々の無機質を分析する際の前処理としても行われる。

測定原理

食品試料を550〜600℃で加熱して灰化する。その際，炭水化物，タンパク質，脂質，ビタミンなどの有機物に含まれる炭素，窒素，水素，酸素は酸化分解され，二酸化炭素などとなって揮散する。結果として残分は主に無機質となる。

乾式灰化法は，灰化によって恒量の得られる全食品に適用される。乾燥試料はそのまま試料として用いることができるが，その他の試料については灰化しやすい状態に調整してから処理を開始することが大切である。

器具装置

電気マッフル炉（熱電対温度計付きで550〜600±10℃に設定できるものが望ましいが，赤外線ランプやホットプレートでも測定は可能である），灰化容器（直径6cm程度の磁製蒸発皿，または容量15〜30mL程度の磁製るつぼ），るつぼばさみ，デシケーター（乾燥剤を入れておく），電子天秤

操作

〈試料の前処理〉

穀類，豆類などの乾燥食品については，そのまま試料として用いることが可能である。ただし砂糖菓子，デンプン，卵白，魚介類など，灰化時にふくれて容器の外へあふれ出る可能性のある食品については，あらかじめ弱火で灰化容器の下面のみを熱し，予備灰化を行う。水分の多い野菜類や動物性食品，あるいは液体試料については乾燥器などであらかじめ予備乾燥を行う。油脂類，バターなどについては乾燥後にさらに試料を加熱し，燃焼しておく。

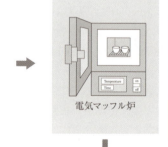

電気マッフル炉

〈るつぼの恒量測定〉

るつぼ（灰化容器）を電気マッフル炉に入れ，550〜600℃で1〜2時間加熱する。200℃以下に冷えたらデシケーター内で室温まで放冷し，電子天秤を用いて容器の恒量（W_0）を測定する。

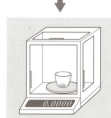

〈試料の精秤〉

適切な前処理を行った食品試料2〜5g程度を，恒量測定した灰化容器に摂取する（W_1）。

〈灰化〉

550℃～600℃に加熱した電気マッフル炉に灰化容器ごと試料を入れ，白色または近い色になるまで灰化する。通常は5～6時間程度かかる。灰が舞い上がることがあるため，容器にはふたをしておくとよい。また油性ペンなどは消えてしまうことがあるため，灰化容器自体を区別できるようにしておく。

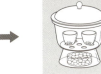

〈灰化後試料の秤量〉

灰化容器を取り出し，200℃程度まで放冷してからデシケーターに移し，室温に戻った後で秤量する。灰分は吸湿しやすいため，電子天秤での測定は速やかに行う。一度の灰化では不十分な場合もあるため，恒量値（W_2）が測定できるまで灰化操作を繰り返す。

計算

$$試料中の灰分含量（\%） = \frac{W_2 - W_0}{W_1 - W_0} \times 100$$

W_0：るつぼの重量（g）
W_1：（試料＋るつぼ）の重量（g）
W_2：（灰＋るつぼ）の重量（g）

プラスOne

灰化が十分進まない場合の処理

灰化処理後も黒色の炭塊が残存している場合には，水を加えて懸濁した後に蒸発乾固させ，再び灰化操作を行う。炭塊が多い場合には，熱水で試料を湿らせ，ガラス棒などで炭塊を砕き，ろ紙（灰分がほとんど含まれない分析用のもの）と水を用いてろ過する。残渣をろ紙ごと灰化容器に移し，またろ液も同容器に入れ，蒸発乾燥後に再度灰化処理を行う。

8 無機質

食品中の無機質の定量分析実験は，一般的に試料（食品）に対して
① 目的元素を希酸で抽出する（希酸抽出法）。対象元素：ナトリウム，カリウム
② 550℃前後で加熱して灰化し，有機物を分解・除去する（乾式灰化法）。
   対象元素：リン，鉄，カルシウム，マグネシウム
③ 硝酸や過塩素酸などの酸中で加熱分解して，目的元素を可溶化する（湿式分解法）。
   対象元素：リン，鉄，カルシウム，マグネシウム（主に動物性食品が対象）
のいずれかの前処理を行い，その処理物に対して，さまざまな分析実験を行う。

8-1　無機質分析のための試料前処理法

〔1〕希酸抽出法（ナトリウム，カリウム定量分析の前処理法）

試　薬　1%（w/w%）塩酸：市販の精密分析用，あるいは原子吸光分析用20%塩酸（w/w%）を純水で20倍に希釈する。

器　具
装　置　振とう器，ポリエチレン，またはポリプロピレンびん，メスシリンダー（ポリプロピレン製），遠沈管（ポリプロピレン製），遠心分離器

　　注〕容器はすべてポリ製のものを使用する（ガラス製や金属製は不可）。

操　作

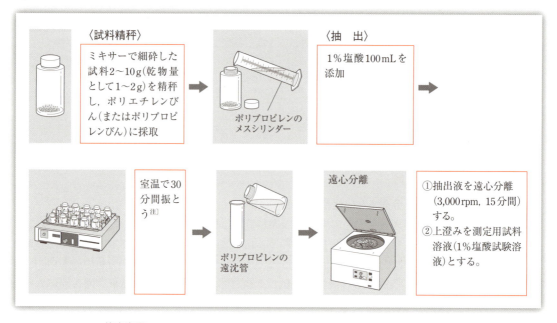

注意事項
　注〕油脂などの試料では，本操作で抽出不十分の場合がある。その場合には，7の乾式灰化法で試料を前処理し，予備灰化の前に油脂を燃焼させて除く。

90　■2章　一般食品の分析

〔2〕 乾式灰化法(リン,鉄,カルシウム,マグネシウム定量分析の前処理法)
ナトリウム,カリウム定量分析は,本前処理でも可

● 試　薬　1　20%(w/w%)塩酸：市販の精密分析用,あるいは原子吸光用20%塩酸をそのまま用いる。
2　1%塩酸：1の20%塩酸を純水で20倍に希釈する。

● 操　作

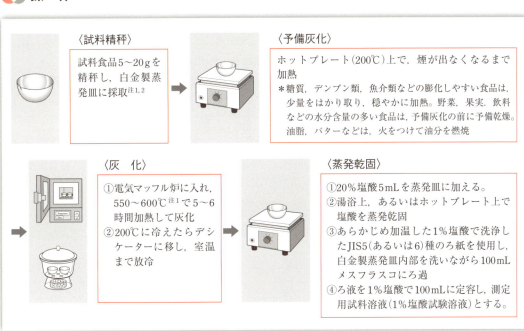

〈試料精秤〉
試料食品5～20gを精秤し,白金製蒸発皿に採取[注1,2]

〈予備灰化〉
ホットプレート(200℃)上で,煙が出なくなるまで加熱
＊糖質,デンプン類,魚介類などの膨化しやすい食品は,少量をはかり取り,穏やかに加熱。野菜,果実,飲料などの水分含量の多い食品は,予備灰化の前に予備乾燥。油脂,バターなどは,火をつけて油分を燃焼

〈灰　化〉
①電気マッフル炉に入れ,550～600℃[注1]で5～6時間加熱して灰化
②200℃に冷えたらデシケーターに移し,室温まで放冷

〈蒸発乾固〉
①20%塩酸5mLを蒸発皿に加える。
②湯浴上,あるいはホットプレート上で塩酸を蒸発乾固
③あらかじめ加温した1%塩酸で洗浄したJIS5(あるいは6)種のろ紙を使用し,白金製蒸発皿内部を洗いながら100mLメスフラスコにろ過
④ろ液を1%塩酸で100mLに定容し,測定用試料溶液(1%塩酸試験溶液)とする。

注意事項
注1　灰が酸性を示す穀類や肉類では,白金蒸発皿ではなく,石英(あるいはホウケイ酸)ガラスビーカーを使用し,500℃で5～6時間灰化する。
注2　灰がアルカリ性を示す野菜や果実では,試料に1mol/Lリン酸1.5mLを加え酸性にし,予備灰化を行う。

8-2　ナトリウム,カリウム(原子吸光分光法)

これらのイオンの分析での試料調整には,希酸抽出法(8-1)が用いられる。本法で抽出した試料溶液を直接フレーム式原子吸光分析装置に導入して定量する。

● 測定原理　ナトリウム,カリウム,カルシウム,鉄などは,高温で加熱すると原子蒸気化(原子化)し,これに測定元素特有の波長の光を透過させると,基底状態の原子が光を吸収して励起状態に遷移する。この光の吸収(吸光度)から元素濃度を測定することができる。

● 試　薬　1　各イオンの市販原子吸光分析用標準溶液（各1,000 mg/L の溶液）

2　1％塩酸：原子吸光分析用塩酸20％（w/w％）を純水で正確に20倍に希釈したもの。

● 器　具
**　装　置**　原子吸光光度計

ランプ：中空陰極ナトリウム（各イオンで適切な吸光波長を設定して使用）

アセチレンバーナー：イオン燃焼用

コンプレッサー：乾燥用シリカゲルを介して脱水した燃焼用空気を供給する。

● 操　作

①市販の原子吸光分析用標準溶液を 1 % 塩酸で希釈し，検量線作成用として 0.5～3.0 μg/mL（ナトリウム），2.0～10.0 μg/mL（カリウム）の標準溶液を数点調整する。

②原子吸光光度計を用い，測定波長589.0 nm（ナトリウム），766.5 nm（カリウム）で検量線作成用標準溶液を10 μL ずつ分析し，その吸光度から検量線を作成する。

③試料前処理液（8-1〔1〕希酸抽出法で作成したもの）を10.0～50 μL 注入して吸光度を分析する。

④検量線から試料溶液中のナトリウム・カリウム濃度（A）を求める。

注〕　試料溶液のナトリウム・カリウム濃度が高すぎる場合は適宜希釈する。ナトリウムの分析の場合は，感度のわるい330.3 nm で測定することもできる（その場合は3.0～30.0μg/mL の検量線を作成して行う）。

計算

$$\text{ナトリウム・カリウム含有量（mg/100 g）} = \frac{A \times V \times d}{W \times 1,000} W \times 100$$

A（μg/mL）：検量線から求めた試料抽出液中のナトリウム，カリウム濃度

V（mL）：試料抽出液量（9-1の前処理法を用いた場合は100）

d：希釈倍率（分析時に試料抽出液を何倍に希釈したか），希釈しない場合は 1

W（g）：分析対象とした試料量（8-1の前処理法を用いた場合は2～10）

8-3	**リン（バナドモリブデン酸吸光光度法）**

　　試料（食品）に存在するリンは，リン酸，あるいはリン酸エステルの形で存在している。リン定量のための試料前処理としては7の乾式灰化法を用い，試料中のリン酸，リン酸エステルをすべてリン酸に導き，このリン酸量を定量することより，リン量を定量する（8-1(2)乾式灰化法では試料がアルカリ性を示す野菜や果物である場合は，1 mol/Lリン酸を加えて予備灰化すると記載(p.91注2)したが，リン定量の前処理として乾式灰化を実施する場合は，当然1 mol/Lリン酸を加えてはならない）。

　　リン酸定量法としては，一般にモリブデンブルー吸光光度法，あるいはバナドモリブデン酸吸光光度法が用いられる。バナドモリブデン酸吸光光度法は感度がやや劣るが，生成する黄色色素が比較的安定で操作も簡便なので，ここでは，バナドモリブデン酸吸光光度を用いた試料（食品）中のリン定量実験について説明する。

測定原理

　　リン酸を含有する酸性溶液に，メタバナジン酸アンモニウム溶液とモリブデン酸アンモニウム溶液を加えると生成する，リンバナドモリブデン酸（黄色）量を比色定量している。

試薬

1　リン標準溶液（リン(P)として1.00 mg/mLを含有する溶液）：特級 リン酸水素一カリウム KH_2PO_4 4.39 gを精秤し，1%（w/w%）塩酸（精密分析用市販，あるいは原子吸光分析用20%（w/w%）を純水（イオン交換水：電気抵抗10 MΩ以上のもの）で正確に20倍に希釈したもの）で1,000 mLに定容する。

2　メタバナジン酸アンモニウム溶液（0.25%（w/w%））：特級 メタバナジン酸アンモニウム NH_4VO_3 1.25 gを300 mL前後の熱純水に溶解する。冷却後，市販硝酸10 mLを駒込ピペットで加えた後，純水で500 mLに定容する。

3　モリブデン酸アンモニウム溶液（5%（w/w%））：特級 モリブデン酸アンモニウム［$(NH_4)_6Mo_7O_{24}\cdot4H_2O$］25.00 gを400 mL前後の温水（60℃）に溶解し，冷却後，純水で500 mLに定容する。

操作

〈(1)リン（バナドモリブデン酸吸光光度法）〉

100 mLメスフラスコを3本用意し，以下のフラスコA，B，Cを調製する。
各フラスコA，B，Cにそれぞれリン標準液，メタバナジン酸アンモニウム溶液，モリブデン酸アンモニウム溶液をホールピペットで加えたのち，純水を加えて100 mLに定容する。

■8　無機質　93

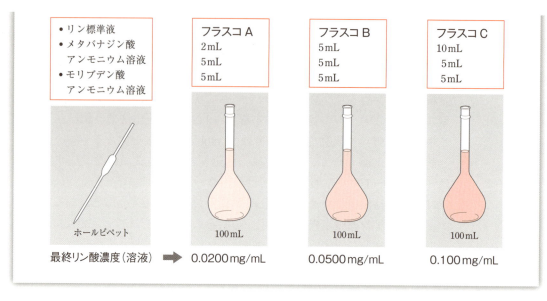

調製したフラスコ A, B, C の内容物はよく混和したのち, 室温で 10 分以上放置する (リンバナドモリブデン酸を作成させる)。5 時間以上放置してはならない。

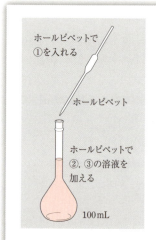

〈(2) 試料中のリン定量実験 (本実験)〉

8-1(2) 乾式灰化法で調製した測定用液 100 mL[注]のうち,
① リンとして 5 mg 程度と予想される液量[注]をホールピペットで取り, 100 mL メスフラスコに入れる。
② メタバナジン酸アンモニウム溶液 5 mL ずつ加える。
③ モリブデン酸アンモニウム溶液 5 mL をそれぞれ加えた後, 純水を加えて 100 mL に定容する。

注]「日本食品標準成分表 20015 年版 (七訂)」から推定。例えば大豆であれば 500 mg/100 g 程度含まれるので, 大豆 10 g を乾式灰化して得られる試料溶液 100 mL のうち 10 mL を実験に用いればよい。

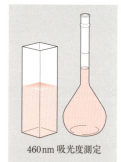

④ (1) の実験で左の分光光度計を用いて各フラスコ A, B, C 溶液の 460 mm における吸光度 (OD) を測定し, 横軸:リン濃度 縦軸:OD の検量線を作成する。
⑤ ④ の実験で作成した検量線からフラスコ内のリン濃度 (A mg/mL) を求める。

94 ■2 章 一般食品の分析

計算

$$\text{リン含量}(\text{mg}/100\,\text{g}) = \frac{\left[A \times \left(\dfrac{100}{V}\right) \times 100\right]}{W} \times 100$$

A：検量線から求めた(2)⑤中フラスコ内のリン濃度(mg/mL)

V：乾式灰化法で調製した試料溶液(100mL)のうち，(2)①で用いた液量(mL)

W：乾式灰化した食品の重量(g)

〈参考〉 本実験は，乾式灰化処理した固体の食品のみでなく，リン酸エステル割合の低い清酒やワインなどの液体食品であれば，食品そのものも分析できる。

その場合は(2)で2〜5mg程度のリンを含む液量を用いて同様に実験すればよい(ワインでは10〜20mL程度)。

実験にVmLを用いた場合，リン含量(mg/100mL(g))の計算式は

$$A \times \frac{100}{V} \times 100$$

8−4　鉄

　食品中には2価の鉄イオン(Fe^{2+})と3価の鉄イオン(Fe^{3+})が存在する。食品中の鉄量を定量する実験としては，8−1〔2〕乾式灰化法で試料を前処理したのち，測定用試料溶液について原子吸光分光法，あるいは1,10-フェナントロリン法を実施する。

　原子吸光法では，Fe^{2+}，Fe^{3+}をともに Fe として吸光を測定するため，算出されるのは Fe^{2+} + Fe^{3+}の総量(鉄量)となる。

　一方1,10-フェナントロリン法で計測されるのは Fe^{2+}のみであるため，まず測定用試料溶液を還元処理して含まれる Fe^{3+}を Fe^{2+}とし，その後 Fe^{2+}量を1,10-フェナントロリン法で計測して Fe^{2+} + Fe^{3+}の総量(鉄量)を測定する。

〔1〕 原子吸光分光法

　原理，試薬，器具，操作，計算は8−2 ナトリウム，カリウム(p.91,92)の方法に準ずる。ただし，光度計で用いる測定波長として248.3nmを選択する。検量線作成のために，市販の原子吸光分析用鉄標準液(Fe^{2+} として1,000mg/L 含有する Fe$(NO_3)_3$溶液(溶媒0.1mol/L HNO$_3$))を純水で適宜希釈して，1.0〜5.0mg/mL の溶液を調製・分析を行ったのち，試料の分析を実施して検量線から鉄量を求める。

8 無機質　95

〔2〕 1,10-フェナントロリン吸光光度法

測定原理
　　Fe^{2+}は図2-27に示すように1,10-フェナントロリン(無色)と反応して，紅色の錯体を形成するので，生成した紅色の量を比色定量することにより，Fe^{2+}量を定量する。

　　前述したように，測定用試料溶液中にはFe^{3+}も存在するため，測定前に試料溶液に還元剤(ヒドロキノン)を加えてFe^{3+}をFe^{2+}としてから，Fe^{2+}量を定量する。

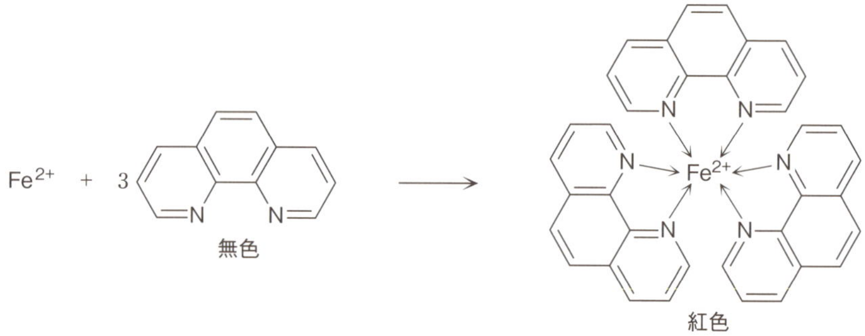

図2-27　1,10-フェナントロリンの発色原理

試薬
1　**鉄標準液**：市販の原子吸光分析用標準溶液
2　**1%塩酸**：原子吸光分析用塩酸20%(w/w%)を5mLホールピペットで100mLメスフラスコに取り，ここに純水を加えて100mLとする。
3　**ブロムフェノールブルー(BPB)指示薬**：BPB 0.10gを250mLメスフラスコにはかり取り，ここに0.05mol/L水酸化ナトリウム溶液を3mLを駒込ピペットで加えてよく撹拌した後，純水を加えて溶解して250mLに定容する。滴びん中で保管する。
4　**クエン酸ナトリウム水溶液(25%)(w/v%)**：クエン酸三ナトリウム・二水和物(Na$_3$C$_6$H$_5$O$_7$·2H$_2$O)50.0gを200mLメスフラスコにはかり取り，純水を加えて溶解したのち200mLに定容する。
5　**ヒドロキノン溶液(1%)(w/v%)**：ヒドロキノン(C$_6$H$_6$O$_2$)0.20gを20mLメスフラスコにはかり取り，純水を加えて溶解して20mLに定容する(用時調製)。
6　**1,10-フェナントロリン溶液(0.25%)(w/v%)**：1,10-フェナントロリン塩酸塩(C$_{12}$H$_8$N$_2$·HCl·H$_2$O)0.50gを200mLメスフラスコにはかり取り，純水を加えて溶解して200mLに定容する。

器具装置
メスフラスコ，ビュレット(25mL)，ホールピペット，分光光度計

操 作

〈10倍希釈鉄標準倍希液の作成〉

鉄標準液から10 mLをホールピペットではかり取り，100 mLメスフラスコに入れる。ここに1%塩酸を加え，100 mLに定容してよく混和する。

〈検量線用溶液の作成〉

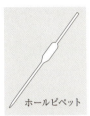

①10倍希釈鉄標準液をホールピペットで取る。

25 mLメスフラスコAには5 mL
25 mLメスフラスコBには10 mL
25 mLメスフラスコCには20 mL
をそれぞれ加える。

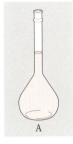 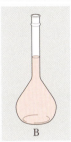 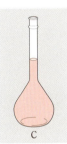
A　　　B　　　C

②その後，各フラスコに1%塩酸を加えて25 mLに定容する。

〈検量線用溶液の作成〉

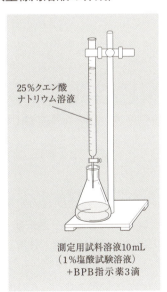

25%クエン酸ナトリウム溶液

測定用試料溶液10 mL
(1%塩酸試験溶液)
＋BPB指示薬3滴

〈クエン酸ナトリウム溶液添加量測定〉

フラスコAから10 mLをホールピペットではかり取り，50 mL三角フラスコに入れる。ここにBTB溶液を3,4滴加える(溶液は青色)。本液にクエン酸液をビュレットから溶液が淡緑色(pH3.5)になるまで加える(滴定に要した液量(XmL)は記録しておく)。
その後，ハイドロキノン溶液1 mLと1,10-フェナントロリン溶液2 mLをホールピペットではかり取って三角フラスコに加え，よく混和した後，30分放置する。30分後に溶液をキュベットに移し，510 nmの吸光度を分光光度計で測定する。

pH3.5(終点：淡緑色)にするために必要なクエン酸ナトリウム溶液AmLを添加

BTB指示薬

pH 3.0	pH 3.5	pH 4.6
黄色	淡緑色	青色

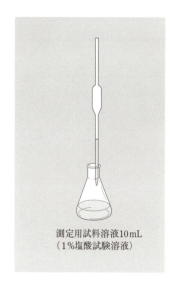

測定用試料溶液10mL
（1％塩酸試験溶液）

〈鉄含量測定〉

7 乾式灰化法で作成した測定用試料溶液 10 mL をホールピペットで 50 mL 三角フラスコにはかり取り，BTB 溶液を 3，4 滴，クエン酸溶液 X mL を加える。
その後，ハイドロキノン溶液 1 mL と 1,10-フェナントロリン溶液 2 mL をホールピペットで三角フラスコに加え，よく混和した後 30 分放置する。30 分後に溶液をキュベットに移し，510 nm の吸光度を分光光度計で測定する。得られた吸光度の値から鉄検量線を用いて測定用試料溶液の鉄濃度 A mg/L を求める。

〈反　応〉
30分室温で放置

〈吸光度測定〉
510 nm における吸光度測定

前ページの①，②の操作をフラスコ B, C の溶液についても実施し，得られた 3 つの吸光度の値から鉄検量線を作成する。ただしクエン酸溶液滴加量を滴定で求める必要はなく，①で定まった X mL を三角フラスコに加えるとよい。

計算

$$鉄含量（\mathrm{mg}/100\,\mathrm{g}）= \frac{A \times 0.1 \times d}{W} \times 100$$

A：検量線から求められた測定用試料溶液中の鉄濃度（mg/L）
d：(2)の本実験で吸光度が2を超える値であったときは，測定用試料溶液を適宜希釈したうえで再度実験する。
　　このときの希釈倍数。希釈しない場合は1
W：前処理に用いた試料（食品）量（g）

8-5　カルシウム

カルシウム量定量のための試料（食品）前処理には，7の乾式灰化法を用いる。含有量が低い場合は原子吸光法が，ある程度高い場合はNN法（キレート滴定）が用いられる。

〔1〕原子吸光分光法

試薬，器具，操作，計算は完全に8-2ナトリウム，カリウムの定量分析に準ずる。ただし，光度計で用いる測定波長として422.7 nmを選択する。
また検量線用として1.0～5.0 μg/mLの標準溶液を数点調整・分析して検量線を作成したうえで試料を分析する。

〔2〕 キレート滴定による定量法

測定原理

pH 12～13の水溶液中に 2-hydroxy-1-(2-hydroxy-4-sulfo-1-naphthylazo)-3-naphthoic acid（図2-28）が溶解しているとき，本物質は青色を呈する化合物である。ここにカルシウムイオン（Ca^{2+}）を加えていくと両者は 1 mol：1 mol で反応してキレート化合物（赤色）を形成する。

Ca^{2+} と 2-hydroxy-1-(2-hydroxy-4-sulfo-1-naphthylazo)-3-naphthoic acid がキレート化合物を形成している溶液に EDTA 溶液（無色）を滴加していくと，Ca^{2+} は 1-2-Hydroxy-1-(2-hydroxy-4-sulfo-1-naphthylazo)-3-naphthoic acid よりも EDTA となり安定なキレート化合物（こちらも 1 mol：1 mol で反応した無色の化合物）（図2-29）を形成するため，カルシウムイオンと同 mol の EDTA が滴加されたときに，溶液の色が赤→青に変化する。この色の変化を終点として滴定（キレート滴定）を行うことにより，カルシウム量を定量することができる。

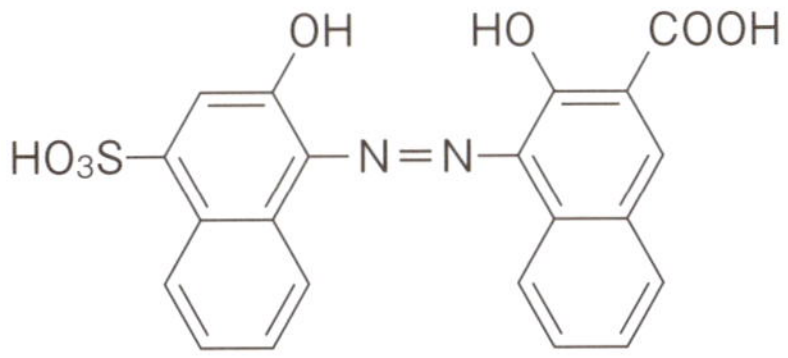

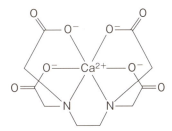

図2-28　2-Hydroxy-1-(2-hydroxy-4-sulfo-1-naphthylazo)-3-naphthoic acid の構造

図2-29　カルシウムイオンと EDTA の
キレート化合物

試薬

1　0.01 mol/L カルシウム標準溶液：市販のもの，あるいは特級炭酸カルシウム 1.00 g をコニカルビーカーに精秤し，ここに純水 100 mL および 2 M 塩酸 10 mL を加えて溶解した後，純水で 1,000 mL（メスシリンダー）に定容したもの（この溶液の力価（F'）は 0.999）。

2　0.01 mol/L EDTA 標準液：市販のもの，あるいはエチレンジアミン四酢酸二ナトリウム 3.80 g をコニカルビーカーに精秤し，これを純水で 1,000 mL（メスシリンダー）に定容したもの。

3　8 mol/L 水酸化カリウム溶液：水酸化カリウム 44.88 g をコニカルビーカーに精秤し，ここに純水 50 mL を加えて溶解した後，純水で 100 mL（メスシリンダー）に定容したもの。

4　NN指示薬：2-hydroxy-1-(2-hydroxy-4-sulfo-1-naphthylazo)-3-naphthoic acid 1.00 g（粉末）と硫酸カリウム 100 g（粉末）を混合してすり鉢でよく粉砕混合したもの。

5　5%（w/w%）トリエタノールアミン（TEA）溶液：特級のトリエタノールアミン 5.00 g をコニカルビーカーに精秤し，純水を加えて 100 mL（メスシリンダー）に定容したもの。

器具装置
コニカルビーカー(100 mL), メスシリンダー(50 mL, 100 mL), ビュレット(25 mL), ホールピペット(20 mL), 駒込ピペット(5 mL)

操作

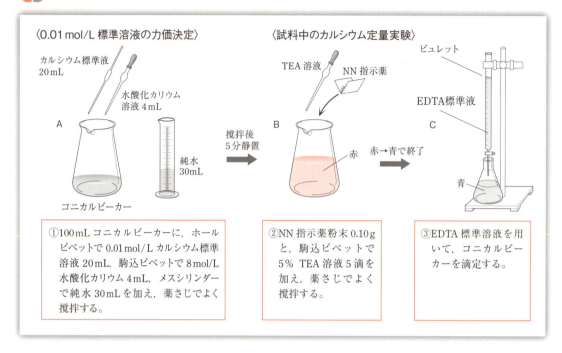

計算

0.01 mol/L EDTA 溶液の力価

① 本実験の規定値を V_1 mL とすると，0.01 mol/L EDTA 溶液の力価(F)は，以下の式で与えられる。

$$F = \frac{F'}{V_1} \times 20.00$$

F' は 0.01 mol/L カルシウム標準液の力価

② 試料中のカルシウム含有量(mg%，試料1g 中のカルシウム mg × 100) は以下の式で計算される。

$$カルシウム含有量(mg\%) = \frac{0.4008 \times F \times V_2}{S} \times 100$$

0.4008：0.01 mol/L EDTA 標準溶液1 mL に相当するカルシウム量(mg)
F：予備実験で求めた 0.01 mol/L EDTA 標準溶液の力価
V_2：本実験での 0.01 mol/L EDTA 標準溶液の滴定値(mL)
S：乾式灰化法で調製された試料溶液50 mL 中の試料重量(g)

〈参考〉 本実験は，食品試料のみでなく，飲料水中のカルシウム量の測定(水の硬度測定)にも用いられる。その場合は，乾式灰化法で調製された試料溶液50 mL を，飲料水に置き換えて実験するだけでよい。その際の S は 50.0(g) である。
なお，カルシム含有量30以上を硬水，カルシウム含有量10以下を軟水という。

9 NaCl

　食塩(NaCl, 塩化ナトリウム)を構成しているナトリウムイオン(Na^+)は，体液の浸透圧維持，糖の吸収，神経や筋肉細胞の活動などに関与するとともに，骨の構成要素として重要である。一方，塩化物イオン(Cl^-)も体液の浸透圧維持に必要で，また，胃液中の塩酸の成分として必須である。特にナトリウムには，過剰症として高血圧，浮腫(むくみ)，欠乏症として疲労感，低血圧が知られており，食品中の食塩含量を知ることは大変重要である。

　食品中の食塩の定量法には，ナトリウムを測定する方法，塩素を測定する方法，試料の導電率や屈折率を測定し食塩濃度に換算する方法がある。「日本食品標準成分表2015年版(七訂)」では，試料を希酸抽出(1%塩酸溶液)した後，原子吸光分析法(1章4 原子吸光分光法(p.13〜)，8-2 ナトリウム，カリウム(原子吸光分光法(p.91〜)参照))や誘導結合プラズマ発光分析法で定量している。原子吸光分析法の場合，フレーム(炎)中で原子化したナトリウムが589 nmの光を吸収する性質を利用したもので，微量のナトリウムを正確に測定することができる。多量の食塩を添加した加工食品などでは，ナトリウムイオン感応電極を用いたNa電極法や，導電率法，屈折率法が用いられている。ただし導電率法は，共存するイオンの影響を受けやすく，また屈折率法は糖類や各種有機酸の屈折率の影響を受けるため，試料の性質を考慮して使用する必要がある。原子吸光法およびNa電極法の場合，ナトリウム量に2.54 $\left(\dfrac{NaCl}{Na}=\dfrac{58.5}{23.0}\right)$ を乗じたものを食塩相当量としているが，実際には，グルタミン酸ナトリウム，アスコルビン酸ナトリウム，リン酸ナトリウムなどの食塩以外のナトリウムも食塩として見積もられている[注]。これは，食塩以外のナトリウム含有化合物のナトリウムも，体内では食塩由来のナトリウムイオンと同様の栄養・生理的な作用を示すと考えられているからである。一方，塩素を測定する方法としては，モール(Mohr)法とホルハルト(Volhard)法があり，いずれも塩化物イオンと反応して消費される硝酸銀の量を測定する方法である。ただし，これらの方法は塩素の定量法であって，本当の食塩量を測定しているわけではない。

　ここでは，簡便に試料中のナトリウムを測定することができるNa電極法と導電率法，塩素を測定する方法として最も一般的なモール法について解説する。

注〕食塩以外のナトリウム塩類のナトリウムイオンがすべて電離しているとすると，含まれる塩類の量×塩類一分子中のNa数×(NaClの分子量÷塩類の分子量)が，食塩量として加算される。例えば1.0 gのグルタミン酸ナトリウムが存在した場合，1.0×1×(58.5÷187)＝0.3 gがNaClとして加算される。

9-1　ナトリウムイオン電極法

測定原理

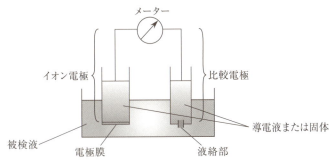

図2-30　食塩濃度計(ナトリウムイオン電極法)の原理図

食塩(NaCl)は，水に溶けるとNaイオンとClイオンに電離する。希薄溶液では，Naイオン活量はNaイオン濃度にほぼ等しくなるので，Naイオン選択性ガラス電極(イオン電極)の電極膜をはさんだ外液(被検液)・内液(導電液：Naイオンを含まない)間のNaイオン活量の差，つまり電位差(起電力)mVは，被検液のNaイオン濃度と比例して生じる。この起電力を比較電極で測定し，メーター表示する。現在の装置では，電位差を装置内回路で演算しNaCl濃度(%)としてデジタル表示している。また，水溶液の温度により電位差は変動するが，これも自動補正してくれる。電極部は，イオン電極と比較電極が一体となった複合電極となっている機種が主流である。ナトリウムイオン電極法は，簡便で，糖類や色素の影響を受けないという利点がある。

● **試　薬**　pH調整用試薬：例えば，トリス緩衝剤(粉末)，あるいは炭酸カルシウム(粉末)

● **装　置**　食塩濃度計(例えばHORIBA製塩分計B-721)：使用方法は，各機種の取り扱い説明書を熟読すること。

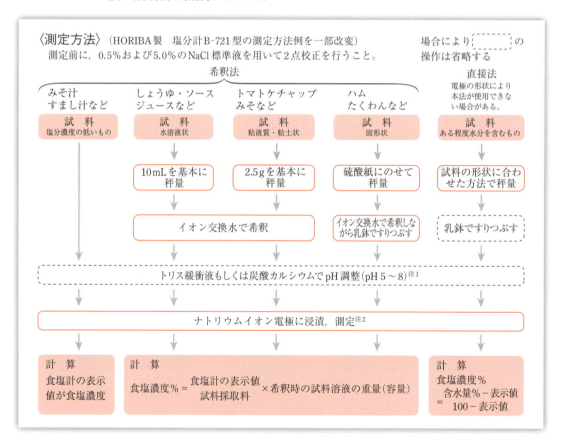

〈仕　様〉
　　電　極：ナトリウムイオン電極
　　測定範囲：0.1〜10% NaCl
　　使用温度範囲：5〜40℃

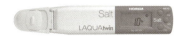

注意事項
注1　強酸性，および強アルカリ性領域では測定誤差が大きくなるため，トリス緩衝液や炭酸カルシウムで中和してpH3〜9に調整してから測定する。カリウムやリチウムなどの1価の陽イオンの影響を受けるが，その他のイオンに対する選択性は高い。温度の影響も受けるため使用温度を守ること。
注2　高濃度(10%以上)の塩分を測定した後，低濃度の塩分の測定をすると，測定値の安定に時間がかかることがある。

プラスOne

食塩濃度

1. **食塩濃度（%）と塩辛さ**：日本食品標準成分表に記載されている食塩濃度(食塩相当量)%は，食品全重量に対する食塩の量を表している。例えば「いかの塩辛」の食塩相当量は6.9%であるが，実際，食塩は食品中の水分に溶解している。つまり，「いかの塩辛」の水分量は67.3%なので，水分中の食塩濃度は6.9÷(67.3＋6.9)×100＝9.3%となる。われわれが口の中で感じる「いかの塩辛」の塩辛さは，6.9%ではなく9.3%の食塩溶液と同じである。「いかの塩辛」をホモジナイズしてNa電極を直接差しこんだときの直読値は，人間が感じる官能的塩辛さの9.3%であり，この値が重要な意味をもつことがわかる。

2. **水で希釈してから測定するほうがよい3つの理由**
　①食塩濃度計での直読値は，「食品中の水に溶けている食塩量」なので，本来の食塩濃度を求めるには，その食品の正確な水分量(逆にいえば水，食塩以外の固形物の量)を知る必要がある。食品を水で希釈すればするほど測定試料中の固形物の比率は下がり，直読値に希釈倍数を乗じた値は，本来の食塩濃度に近づく。
　②しょうゆに含まれる黒色成分のカラメルなどのコロイド粒子は，電極液と接触したところで電位を発生することがある。これが測定誤差の原因となるので，水で薄めて，なるべくコロイド粒子などの濃度を低くする。
　③食塩濃度が高くなるほど，ナトリウムイオン濃度と起電力の比例関係が成立しなくなる。したがって，水で薄めて低濃度領域(5%以下)で測定したほうが，誤差は小さくなる。

9−2　導電率電極法

　導電率（電気伝導率）とは，液体中での電気の流れやすさを示す指標で，食塩のように，水に溶けてイオンに解離する物質が多く溶け込んでいると，導電率は高くなる。また，イオン化しない糖などの物質は溶解しても影響は小さい。この性質を利用して，食品中の塩分濃度を導電率から換算することで求めることができる。導電率の測定は簡便であり，電極の耐久性や測定結果の再現性が高いことから，多量の食塩を添加した加工食品などの食塩濃度の測定，食品の生産現場や品質管理で利用されている。しかし，有機酸や食塩以外の塩を含む試料の測定では，食塩を分別定量することは難しいため注意を要する。

● **器　具　装　置**
塩分濃度計（例えば ATAGO 製 PAL-SALT 型）：使用方法は，各機種の取り扱い説明書を参照すること。

● **測　定　方　法**
ATAGO 製　PAL-SALT 型　塩分計の場合
　電極の埃や汚れを拭き取った後，空気にて0を合わせ，2.5% NaCl 標準液で標準合わせを行う。油汚れがあればエタノールで洗浄を行う。

〔例1〕：みそ汁，だし汁，スープ，漬け物の漬け汁など，飲めるくらいの塩分濃度のものは，そのまま測定する。

〔例2〕：しょうゆ，ソース，めんつゆ，焼き肉のたれのように Brix 値6%を超えるようなサンプルは，蒸留水で10倍希釈して測定する。固形物や油分がある場合は，乾燥ろ紙でろ過し，ろ液を測定する。

〔例3〕：マヨネーズやみそのようにペースト状のサンプルは，蒸留水で10倍希釈後，乾燥ろ紙でろ過し，ろ液を測定する。

〔例4〕：魚の身，明太子，蒲鉾などの固形物は，すり鉢やホモジナイザーですりつぶした後，10 g をビーカーに精秤し，90 g の水を加え3分程よくかき混ぜ塩分を抽出する。乾燥ろ紙でろ過し，ろ液を測定する。

　いずれの場合も，装置の測定範囲内を超える試料は，希釈倍率を変える。使用後は電極を蒸留水，もしくはエタノールで丁寧に洗浄後，乾いたティッシュペーパーできれいに拭く。

〈仕　様〉　ATAGO　PAL-SALT 型の場合
　検出方式：導電率式
　測定範囲と分解能：0.00～2.99%まで0.01%
　　　　　　　　　　3.0～10.0%まで0.1%
　使用温度範囲：10～40℃
　温度補正：自動温度補正（精度保証範囲15～35℃）

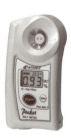

9-3 モール法

食塩(NaCl)とクロム酸カリウム(K_2CrO_4)を含む試料溶液に硝酸銀($AgNO_3$)溶液を滴下していくと，まず硝酸銀は試料溶液中の食塩(NaCl)と反応して塩化銀(AgCl)の白色沈殿が生じる(①式)。Cl^-が溶液からなくなった後，さらに滴下された$AgNO_3$は，あらかじめ指示薬として添加されているクロム酸カリウム(K_2CrO_4)と反応して赤色沈殿(Ag_2CrO_4)を生じる(②式)。この赤色沈殿が観察された時点を終点として，$AgNO_3$により消費されたNaCl量を知ることができる。

$$NaCl + AgNO_3 \longrightarrow \underset{(白色沈殿)}{AgCl} + NaNO_3 \qquad \cdots\cdots ①$$

$$2AgNO_3 + K_2CrO_4 \longrightarrow \underset{(赤色沈殿)}{Ag_2CrO_4} + 2KNO_3 \qquad \cdots\cdots ②$$

試 薬

1. 5%(v/v)硝酸
2. 5%(w/v)水酸化ナトリウム溶液
3. 5%(w/v)クロム酸カリウム溶液
4. 0.1 mol/L 硝酸銀溶液：硝酸銀 $AgNO_3$ 17.0 g を水に溶かして1Lとし，遮光びんに保存する。
5. 0.1 mol/L 硝酸銀溶液の力価標定：0.1 mol/L NaCl 標準溶液(たとえばNaCl 5.845 g を水に溶かして1Lとしたもの)10 mL を正確にとり，5%クロム酸カリウム溶液0.5 mLを加え，微赤褐色を呈するまで(30秒以上消えないこと)0.1 mol/L 硝酸銀溶液を滴下する。滴定量を a mL とすると

$$0.1\,\text{mol/L 硝酸銀溶液の力価}\quad F = \frac{10}{a} \quad \text{となる。}$$

操 作

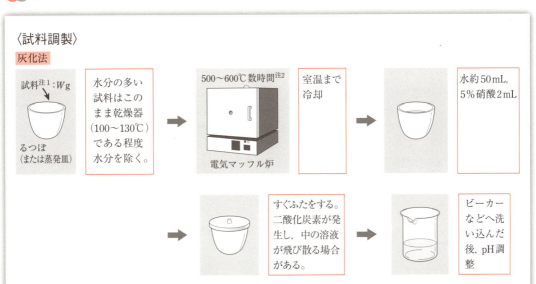

抽出法	液体試料および可溶性試料
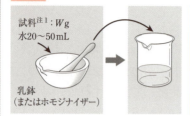 少量の水でビーカーに移す（全量が60mL程度になるように）。その後, pH調製	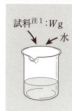 水を加えて約50mLとし, その後, pH調製

〈pH調整, 滴定〉

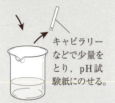 pH調整（pH6〜9）注3（pH試験紙で確認） → 水で全量を100mLにする。 → 乾燥ろ紙でろ過 試験液

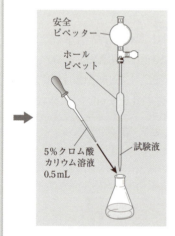 ①試験液20mL採取 ②5%クロム酸カリウム溶液0.5mLを添加 → 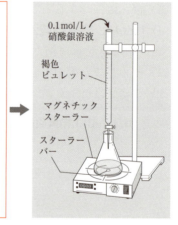 0.1mol/L硝酸銀溶液で滴定 黄色溶液中に白色沈殿（AgCl）があらわれる。→赤褐色沈殿があらわれては消える。→溶液全体が淡い赤褐色になり, 30秒たっても消えなくなると終点

注意事項

注1　食塩含量が0.1〜0.3gとなるように試料を採取する。

注2　炭素をほとんど含まない白色ないし淡色の灰が望ましいが, 若干炭素が含まれていても, その後の抽出, ろ過操作により定量が可能となる。

注3　試験液の酸性が強いと, 生成する赤色沈殿（Ag_2CrO_4）が溶解して終点が不明瞭となる。

計算

$$食塩(\%) = 0.005845 \times T \times F \times \frac{100}{20} \times \frac{100}{W} \times C$$

0.005845：0.1 mol/L 硝酸銀溶液 1 mL に対応する NaCl 量
T：滴定量(mL)
F：0.1 mol/L 硝酸銀溶液の力価
W：試料採取量(g)
C：補正係数

しょうゆを試料とした場合，その色調による誤差を補正するため，以下の値を乗じる必要がある。濃口しょうゆ0.98，薄口しょうゆ0.99，たまりしょうゆ0.97，再仕込しょうゆ(再生しょうゆ)0.97

食塩

　食塩の摂りすぎは，高血圧，胃がんをはじめ種々の健康障害をもたらすと考えられている。胃がんの発生率は世界的には減少しているが，日本では未だに発生率が高く，減塩が強く推奨されている。また，食塩の摂りすぎで血圧が高い状態が続くと，血管や心臓に負担がかかり，動脈硬化，心臓肥大が進み，心筋梗塞，心不全，腎不全，動脈瘤など，多くの循環器系の疾病につながる。

　アメリカで成果を上げている DASH 食(高血圧を防ぐ食事)は，高血圧の改善に効果があると注目されている食事療法である。簡単にいうと，果物や色の濃い野菜を増やし，肉や脂肪分を減らす食事療法で，食文化の違う日本人にとっても有効であると考えられる。しかし，体質や健康状態によっては，減塩しすぎるとかえって疾病のリスクが増えるという報告もある。何事もバランスが大切であり，両極端な食事はむしろ健康を害するので注意すべきである。

10　ビタミン

　　ビタミンは生命活動・生理機能の調節因子としての役割があり，生体で生合成できないか，できても必要量に満たない栄養素のうち，タンパク質，脂質，炭水化物以外の有機化合物の総称である。ビタミンは現在13種類あり，それぞれのビタミンは化学構造に類似点をもたないため，個々に定量する必要がある。

　　「日本食品標準成分表2015年版（七訂）」では高速液体クロマトグラフィー（HPLC法）がビタミンA（レチノール，α-およびβ-カロテンとβ-クリプトキサンチン），ビタミンD，E，K，B₁，B₂，Cの定量法として，微生物定量法がナイアシン，ビタミンB₆，B₁₂，葉酸，パントテン酸，ビオチンの定量法として，それぞれ採用されている。

　　微生物定量法は，生育にビタミンを必要とする微生物をビタミン量の異なる培地で培養し，その生育度を指標にしてビタミン含量を測定する方法である。HPLC法と比べ，前処理が少なく，複数の類縁化合物のビタミン活性をまとめて定量できる長所をもつ。一方HPLC法は類縁化合物の分別定量が可能で精度・再現性に優れている。

　　ここではHPLC法の分析例としてビタミンA類とB₁，B₂，C，微生物学的定量法としてナイアシンの分析方法を示す。またビタミンC（比色法）の定量も紹介する。

10-1　ビタミンA（HPLC法）

　　「日本食品標準成分表2015年版（七訂）」では，ビタミンA類縁化合物として，レチノールとプロビタミンA（カロテノイドのうちα-カロテン，β-カロテン，β-クリプトキサンチン）を測定している。これらの定量値に加え，β-カロテン当量とレチノール活性当量が算出される。β-カロテン当量はプロビタミンA類の各含量に係数をかけたもの，レチノール活性当量はレチノール含量とβ-カロテン当量をもとに計算したものである。

　　肝臓などの動物性食品に含まれるレチノールは主に脂肪酸エステルとして存在している。また，食品添加物には酢酸レチノールが使われている。一方，カロテノイドは，主に果物や野菜などの植物性食品のほか，卵黄にも含まれる。ビタミンA類の分析では試料にけん化処理を行う。これは，レチノールのエステル体を分解してレチノール総量として検出するためと，共存する脂質を取り除くためである。

〔1〕　レチノールのHPLC法による定量

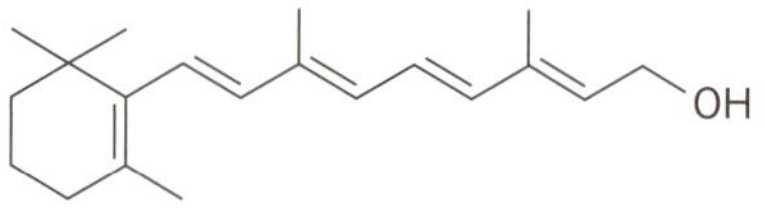

　　食品試料をけん化処理し，エステル体をレチノールに分解するとともに，実験を妨害する油脂を脂肪酸に分解する。有機溶媒（ヘキサン／酢酸エチル混液）抽出で得られた不けん化物を必要に応じてアルミナカラムで精製後，エタノールに溶解して，HPLC分析を行う。

図2-31　レチノールの構造式

　　HPLC分析はODS系（OctaDecyl Silyl，C18）逆相型カラムとメタノール／

108 ■2章　一般食品の分析

水系溶離液を用い，波長325 nm の紫外部吸収で検出するシステムが使用される。「日本食品標準成分表2015年版（七訂）分析マニュアル」では，下記の条件を例示している。

〈HPLC（分析条件例）〉
カラム：内径4.6 mm ×長さ150 mm の ODS 系逆相カラム
溶離液：メタノール／水 = 88／12（v/v）
流速：1.0 mL／分
温度：40℃
検出波長：325 nm

試　薬

1　パルミチン酸レチノール（パルミチン酸レチニル，HPLC，TLC，比色分析用）
2　2-プロパノール　　　3　エタノール
4　dl-α-トコフェロール　5　塩化ナトリウム
6　ピロガロール　　　　7　水酸化カリウム
8　n-ヘキサン　　　　　9　酢酸エチル
10　2,6-ジ-t-ブチル-4-メチルフェノール（BHT）
11　メタノール（HPLC 用）以下は活性アルミナによる精製で使用
12　活性アルミナ（Merck, Art.1097）
13　石油エーテル　　　　14　ジエチルエーテル（いずれも特級試薬）

溶液の調製

　市販のレチノール標準品は使用前にけん化し，325 nm の吸光度からレチノール濃度を決定してから HPLC 分析に供する。パルミチン酸レチノール（mw. 524.86）1カプセルを試料と同様にけん化し，抽出する。溶媒留去後，レチノールを2-プロパノール100 mL に溶解する（標準原液，冷凍庫で4か月保存可能）。標準原液を2-プロパノールでレチノール（mw. 286.45）として2～3μg／mL になるよう希釈し，この希釈液の濃度を325 nm の吸光度から次式により決定する。

$$レチノール濃度（μg／mL）= ［A_{325}］× 5.49$$

A_{325}：希釈標準液の325 nm の吸光度

　標準原液の濃度は希釈標準液の濃度に希釈率をかけて算出する。検量線は標準原液を0.05 g／L dl-α-トコフェロール-エタノール溶液で HPLC の検出感度に応じて数点の濃度系列に適宜希釈したものを標準品とする。

器具装置

UV 検出器付 HPLC，振とう機，遠心分離機，ロータリーエバポレーター，共栓褐色遠沈管（60 mL），褐色ナス型フラスコ（100 mL），クロマトグラフ管

■10　ビタミン　109

操 作

⟨試料採取とけん化⟩

① 試料[注1] 0.5〜1.5gを褐色遠沈管にはかり取る（重量 W g）。
② 1%(w/v) NaCl水溶液 2mL[注2] を加える。
③ 3%(w/v) ピロガロール[注3] エタノール溶液 10mLを加える。
④ 60%(w/v) KOH水溶液 1mLを加えふたをする。
⑤ 70℃水浴中で、ときどき撹拌しながら30分間加熱する。

⟨抽 出⟩

① けん化後、冷水で室温まで冷却する。
② 1%(w/v) NaCl水溶液 21mL[注4] を加える。
③ ヘキサン/2-プロパノール/酢酸エチル混液 (9:1.5:1, v/v/v, 24mg/L BHT[注3]含有) 14mLを加える。
④ 5分間振とうする。
⑤ 1500回転/分で5分間遠心分離後、上層（有機層）を褐色ナス型フラスコに移す。
⑥ 残った下層（水層）にヘキサン/2-プロパノール/酢酸エチル混液 (9:1.5:1, v/v/v, 24mg/L BHT含有) 14mLを加え、さらに2回抽出を繰り返す。有機層はすべて褐色ナス型フラスコに集める。
⑦ 有機層をロータリーエバポレーターにかけ、40℃で溶媒を減圧留去する[注5]。

水層 2回繰り返す
有機層

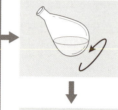

⟨分析用試料溶液の調製⟩

① 溶媒を除いた抽出物にエタノールを加えて溶解し、レチノール濃度が0.3μg/mL程度になるように定容し（容積 V mL）、試料溶液とする。
② HPLC分析に供する。

⟨アルミナカラムによる精製⟩[注6]

① 溶媒を除いた抽出物に石油エーテル5mLを加えて抽出物を溶解する。
② アルミナカラム[注7]に①の抽出物溶液を静かに流し入れ、約1mL/分で流出する。
③ アルミナ上部から液がなくなる前に、5mLの石油エーテルを加える。これを3回行う。
④ 石油エーテル/ジエチルエーテル混液 (95:5, v/v) で不純物を洗浄する。
⑤ 褐色ナス型フラスコを受器とし、石油エーテル/ジエチルエーテル混液 (8:2, v/v) でレチノール画分を溶出する。
⑥ 分析用試料の調製に従い調製し、HPLC分析試料とする。

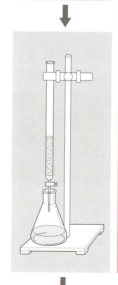

分析用試料液の調製へ

注意事項

注1　牛乳などレチノール含量の少ない試料は2gまで試料量を増やすことができる。

注2　1％(w/v)NaCl水溶液の添加量は、油分の多い試料は水層の分離を押さえるため1mLとする。穀類は試料が凝固するため②で1％(w/v)NaCl水溶液を添加しない。

注3　ピロガロールとBHTは酸化防止剤として加える。また、光の影響による酸化を避けるため褐色容器を用いる。

注4　けん化後に加える1％(w/v)NaCl水溶液の量は、けん化前との合計が23mLになるようにする。

注5　レチノールは加熱時に酸素に触れると酸化分解するため、40℃以下で行う。また、減圧濃縮時に完全に乾燥させるとレチノールが分解されやすくなるため、最後まで乾固させず、最後は窒素ガスを吹きつけて乾固させる。

注6　HPLC分析で妨害ピークがみられる試料で行うが、分析精度は低下する。

注7　アルミナカラムは弱活性アルミナ(水約10％を加え、よく振り混ぜ混合し、乾燥剤を入れないデシケータで一晩放置したもの)を石油エーテルに懸濁し、内径1cmのクロマト管の約7cmの高さまで充填し、カラム容積の3倍以上の石油エーテルで平衡化したものを用いる。

計算

$$\text{レチノール含量}(\mu g/100g) = \frac{A \times V \times N}{W} \times 100$$

　A：検量線より求めた分析用試料溶液のレチノール濃度($\mu g/mL$)
　V：試料溶液量(mL)
　N：希釈倍率*
　W：試料採取量(g)
　　＊ HPLC分析の際に希釈した場合。希釈せずにHPLCに供した場合は$N=1$

〔2〕　β-カロテン、α-カロテン、およびβ-クリプトキサンチンのHPLCによる定量

　　カロテノイドは植物由来の脂溶性色素で、主として緑黄色野菜や果実に含まれるほか、卵黄、鮭、乳製品、甲殻類などカロテノイドを含む素材を食べる動物由来の食品にも含まれる。カロテノイドのうち、分子内にレチノール構造をもつβ-カロテン、α-カロテン、β-クリプトキサンチンは生体内でレチノールに変換するため、プロビタミンAとよばれる。

　　これらカロテノイド定量での前処理は、緑黄色野菜をなど植物組織を含む食品ではヘキサン、アセトン、エタノール、トルエンの混合溶液で抽出するHEAT抽出法を用いる。その他の一般食品はレチノール同様、試料をけん化し溶媒で抽出する(直接けん化法)。得られた抽出物は目的に応じたHPLC法で分析を行う。

　　以下に「日本食品標準成分表2015年版(七訂)分析マニュアル」で例示している条件を紹介する。

〈HPLC（分析条件例）〉

カラム：内径4.6 mm×長さ250 mmのODS系逆相カラム

溶離液：アセトニトリル／メタノール／テトラヒドロフラン*／酢酸
＝55/40/5/0.1（v/v/v/v），0.05 g/L dl-α-トコフェロール含有）

流速：1.5 mL/分

温度：40℃

検出波長：455 nm

保持時間：β-クリプトキサンチン7〜9分程度，α-カロテン15〜17分程度，β-カロテン18〜20分程度

＊テトラヒドロフランは，劣化しやすいため安定化剤を含むものか，開封直後のものを使用する。

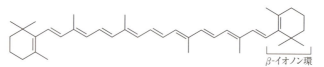

図2-32　β-カロテンの構造式

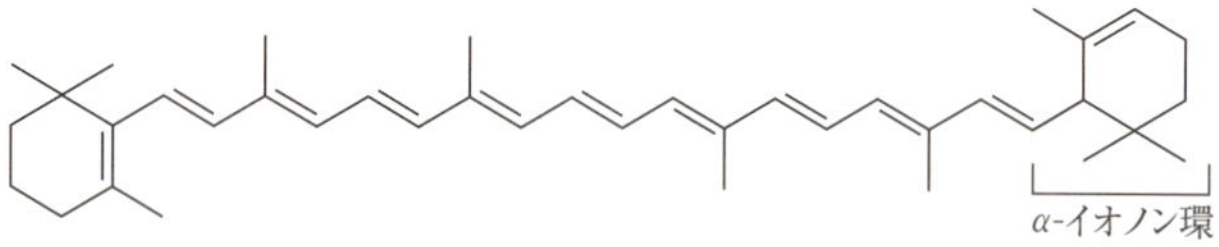

図2-33　α-カロテンの構造式

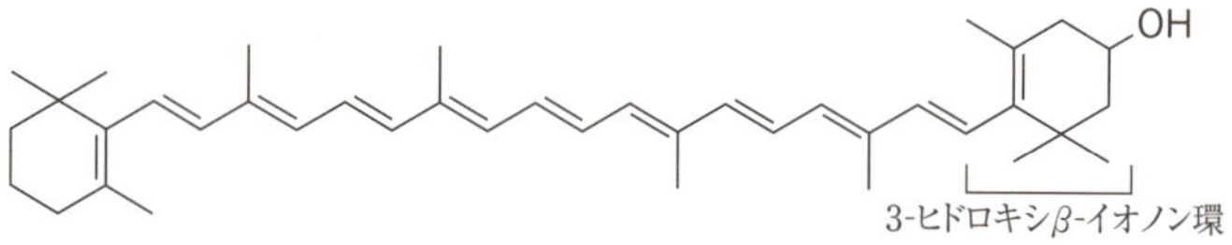

図2-34　β-クリプトキサンチンの構造式

試薬

1　β-カロテン標準品　高速液体クロマトグラフ用：和光純薬工業(株)より入手可

2　α-カロテン標準品　高速液体クロマトグラフ用：和光純薬工業(株)より入手可

3　β-クリプトキサンチン標準品：Extra-synthese.Inc：フナコシより入手可

4　n-ヘキサン　　　5　アセトン　　　　6　エタノール

7　トルエン　　　　8　シクロヘキサン　9　石油エーテル

10　ピロガロール　　11　ケイ砂（海砂，石英砂）　12　水酸化カリウム

13　塩化ナトリウム　14　2-プロパノール　15　酢酸エチル

16　2,6-ジ-t-ブチル-4-メチルフェノール(BHT)　17　アセトニトリル

18　メタノール　　　19　テトラヒドロフラン

20　酢酸（いずれも特級試薬）

HEAT：ヘキサン，アセトン，エタノール，トルエンをそれぞれ容量比で10：7：6：7に混合する

● 溶液の調製

〈β-カロテン標準溶液〉

β-カロテン標準品20 mg をシクロヘキサン100 mL で定容する（標準原液）。標準原液をシクロヘキサンで50倍し，この希釈標準液の実際の濃度を455 nm の吸光度から次式により決定する。

$$\beta\text{-カロテン濃度}(\mu g/mL) = \frac{A_{455} \times 10{,}000}{2{,}500}$$

A_{455}：希釈標準液の455 nm の吸光度
2,500：β-カロテンの吸光係数（$E_{1cm}^{1\%}$）

〈α-カロテン標準溶液〉

α-カロテン標準品は5 mg を石油エーテル100 mL で定容する（標準原液）。標準原液を石油エーテルで25倍し，この希釈標準液の実際の濃度を444 nm の吸光度から次式により決定する。

$$\alpha\text{-カロテン濃度}(\mu g/mL) = \frac{A_{444} \times 10{,}000}{2{,}800}$$

A_{444}：希釈標準液の444 nm の吸光度
2,800：α-カロテンの吸光係数（$E_{1cm}^{1\%}$）

〈β-クリプトキサンチン標準溶液〉

β-クリプトキサンチン標準品は1 mg を HEAT 5 mL で溶解し，ヘキサンで50 mL に定容する（標準原液）。標準原液をヘキサンで10倍し，この希釈標準液の実際の濃度を450 nm の吸光度から次式により決定する。

$$\beta\text{-クリプトキサンチン濃度}\mu g/mL) = \frac{A_{450} \times 10{,}000}{2{,}460}$$

A_{450}：希釈標準液の450 nm の吸光度
2,460：β-クリプトキサンチンの吸光係数（$E_{1cm}^{1\%}$）

各標準原液の濃度は希釈標準液の濃度に希釈率をかけて算出する。検量線は標準原液をエタノール-HEAT 混液（6：4（v/v））で HPLC の検出感度に応じて数点の濃度系列に適宜希釈したものを標準品とする。

● 器具装置

可視部吸収検出器付 HPLC，短形メスフラスコ（100 mL），
タッチミキサー，縦型振とう機，超音波発生器，恒温水槽，
共栓褐色遠沈管（60 mL），遠心分離機，褐色ナス型フラスコ（100 mL），
ロータリーエバポレーター

■10　ビタミン　113

操作

〈試料採取とHEAT抽出〉

植物組織を含む食品について行う。(それ以外はレチノールと同様の方法で直接けん化できる)

① 均質化した試料0.5～8g[注1]を短形メスフラスコ(100mL)に精秤する(重量Wg)。
② ピロガロール2g[注2]、水5mL[注3]、HEAT10mL(10mLずつ撹拌しながら)を加えタッチミキサーで混合する。
③ HEAT10mLを加え混合を3回繰り返す(短形メスフラスコ中のHEATは合計40mLになる)。
④ エタノール10mLを加え混合を2回繰り返す(短形メスフラスコ中のエタノールは合計20mLになる)。
⑤ 栓をして15分間振とうする。
⑥ エタノールで100mLに定容し、超音波処理する(10分間)。

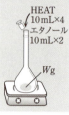

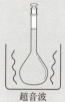

〈けん化〉

① 抽出液100mLのうち10mL[注4]を褐色遠沈管にとる。
② エタノール10mLを加える。
③ 60%(w/v)KOH水溶液2mLを加え、ふたをする。
④ 70℃水浴中で、ときどき撹拌しながら30分間加熱する。

〈抽出〉

① けん化後、冷水で室温まで冷却する。
② 1%(w/v)NaCl水溶液20mLを加える。
③ ヘキサン/2-プロパノール/酢酸エチル混液(9:1.5:1, v/v/v, 24mg/L BHT[注2]含有)14mLを加える。
④ 5分間振とうする。
⑤ 1,500回転/分で5分間遠心分離後、上層(有機層)を褐色ナス型フラスコに移す。
⑥ 残った下層(水層)にヘキサン/2-プロパノール/酢酸エチル混液(9:1.5:1(v/v/v)、24mg/L BHT[注2]含有)14mLを加え、さらに2回抽出を繰り返す。有機層はすべて褐色ナス型フラスコに集める。
⑦ 有機層をロータリーエバポレーターにかけ、40℃で溶媒を減圧留去する[注5]。

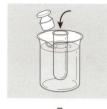
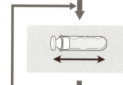
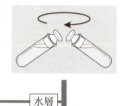
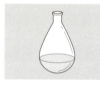

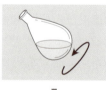

〈分析用試料の調製〉

① 溶媒を除いた抽出物にエタノール5mLを加えて溶解する。
② β-カロテンが検量線の範囲内になるように定容し(容積VmL)、試料溶液とする。
③ HPLC分析に供する。

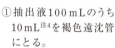
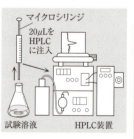

〈HPLC分析〉

① 試料溶液20μLを注入し、α-カロテン、β-カロテンおよびβ-クリプトキサンチンのピーク面積を測定する。各カロテノイド標準溶液を同様に20μL注入し、各カロテノイドの検量線を作製する。標準溶液は、標準原液からエタノールで0.25～2.0μg/mLの範囲で調製する。

注意事項

注1 水分の多い野菜や果実は5〜8g, 乾燥藻類や茶葉は0.2〜1g程度。乾燥試料の場合はあらかじめ水で膨潤させておく。ただしデンプンを多く含む食品は膨潤しない。

注2 ピロガロールとBHTは酸化防止剤として加える。また，光の影響による酸化を避けるため褐色容器を用いる。

注3 試料が水分を多く含む場合は，水は添加しない。糖分が多い場合は水で薄め有機溶媒で固まるのを防ぐ。試料を含めた水分含量が8mL以上にしてはならない。

注4 試料のカロテノイド含量が低い場合は抽出液を20mLとしてエタノール10mLを加えない。

注5 カロテノイドは加熱時に，酸素に触れると酸化分解するため，40℃以下で行う。また，減圧濃縮時に，完全に乾燥させるとカロテノイドが分解されやすくなるため，最後まで乾固させず最後は窒素ガスを吹き付けて乾固させる。

計算

β-カロテン，α-カロテン，またはβ-クリプトキサンチン含量(μg/100g)

$$= \frac{10 \times A \times V \times N}{W} \times 100$$

A：検量線より求めた分析用試料溶液中のβ-カロテン，α-カロテンまたはβ-クリプトキサンチン濃度(μg/mL)

V：試料溶液量(mL)

N：希釈倍率*

W：試料採取量(g)

＊HPLC分析の際に希釈した場合。希釈せずにHPLCに供した場合は$N=1$

〈参考〉 カロテノイドの吸光係数

カロテノイド数	吸光係数 $E_{1cm}^{1\%}$	測定波長(nm)	溶媒
β-カロテン	2,592	449	石油エーテル
β-カロテン*	2,500	455	シクロヘキサン
α-カロテン	2,800	444	石油エーテル
γ-カロテン	3,100	462	石油エーテル
リコピン	3,450	470	石油エーテル
β-クリプトキサンチン	2,386	449	石油エーテル
β-クリプトキサンチン*	2,460	450	HEAT
ルテイン	2,550	445	エタノール
アスタキサンチン	2,100	470	ヘキサン

出典：Minguez-Mosquera et al. 2008

＊日本食品標準成分表2015年版(七訂)分析マニュアル，pp.117-122，建帛社(2016)

10-2 ビタミンB₁（HPLC法）

ビタミンB₁は，遊離型（チアミン）の他，3種類のリン酸エステル型（一リン酸エステル，二リン酸エステル，三リン酸エステル）として存在する。試料中のビタミンB₁を酵素処理ですべてチアミンに加水分解し，陽イオン交換樹脂（パームチット）カラムによる固相抽出で精製し，HPLC分析試料とする。HPLC分析での検出にはチアミンを波長250～260nmの吸収で直接検出する紫外吸収法と，フェリシアン化カリウムで酸化し蛍光物質のチオクロームに誘導する蛍光法がある。「日本食品標準成分表2015年版（七訂）分析マニュアル」では，カラムで分離されたチアミンを蛍光誘導体化するポストカラム法で行っているため，本分析方法について説明する。

〈HPLC（分析条件例）〉

カラム：内径4.6mm×長さ250mmのODS系逆相カラム

溶離液：10mmol/Lリン酸二水素ナトリウム+150mmol/L過塩素酸ナトリウム水溶液（過塩素酸でpH2.2に調整）／メタノール=95/5(v/v)

流速：1.0mL／分

反応液：（カラムからの溶出液に合流させる）：0.03%フェリシアン化カリウム-15%水酸化ナトリウム溶液，0.5mL／分

温度：40℃

検出波長：励起波長375nm，蛍光波長440nm

保持時間：10～12分程度

● 試　薬

1　リン酸加水分解酵素：ビタミンB₁, B₂定量用酸性ホスファターゼ（和光純薬工業（株）またはタカジアスターゼ活性をもつ同等品）

2　チアミン塩酸塩標準品　　　3　酢　酸

4　酢酸ナトリウム　　　　　　5　塩　酸

6　チオ尿素　　　　　　　　　7　塩化カリウム

8　陽イオン交換樹脂：パームチット，活性ビタチェンジ　ビタミンB₁定量用（和光純薬工業（株））

● 溶　液の調製

〈酢酸緩衝液（pH4.5）〉

水1Lに50%酢酸10mLと4mol/L酢酸ナトリウム溶液20mLを加える。

〈酵素溶液〉

リン酸加水分解酵素0.25gを酢酸緩衝液（pH4.5）10mLに溶解後，遠心した上澄みを用いる（用時調製）。

〈チアミン塩酸塩標準原液*（100μg／mL）〉

105℃で2時間乾燥し，30分間デシケータで放冷したチアミン塩酸塩標準品100mgを1L褐色メスフラスコにとり1mol/L塩酸100mLを加え溶解し，水で定容する（冷暗所で6か月安定）。

〈チアミン塩酸塩標準液*〉

チアミン塩酸塩標準原液をHPLCの検出範囲に合わせ0.02, 0.05, 0.10 μg/mLとなるような溶液を25％ KCl/0.1 mol/L 塩酸で希釈してそれぞれ作成する。

*豚肉や魚介類などヒドロキシエチルアミン(HET)を含む食品の場合は、HET塩酸塩標準品を使い、チアミン塩酸塩標準品と同様の操作でHET標準液を調製する。

器具装置

蛍光検出器付HPLC分析装置(ポストカラム用*)、遠心分離機、恒温水槽、褐色抽出瓶(100 mL)、褐色メスフラスコ(1 L, 100 mL, 25 mL)、精製用褐色クロマト管、吸引鐘、ブフナーロート、ろ紙(ADVANTEC No.6)、ホールピペット(25 mL)

*フェリシアン化カリウムと反応しないもの。

β-カロテン当量とレチノール活性当量(Retinol activity equivalents；RAE)

→ p.108

プロビタミンAのうちβ-カロテンはレチノールに変換する構造(β-イオノン環構造)を二つもつが、α-カロテンとβ-クリプトキサンチンはβ-イオノン環一つであるため、ビタミンA生成能はβ-カロテンの半分である。そこで次式によりプロビタミンAをβカロテン相当量に換算するβ-カロテン当量が求められる。(p.112 図2-34参照)

$$\beta\text{-カロテン当量}(\mu g) = \beta\text{-カロテン}(\mu g) + 1/2\,\alpha\text{-カロテン}(\mu g) + 1/2\,\beta\text{-クリプトキサンチン}(\mu g)$$

さらにプロビタミンAの体内の利用率および変換効率を考慮すると、レチノール活性当量が次式で求められる。

$$\text{レチノール活性当量}(\mu g\,RAE) = \text{レチノール}(\mu g) + 1/12\,\beta\text{-カロテン当量}(\mu g)$$

食品添加物①

食品添加物(強化剤)として使われるビタミンB_1誘導体のうち脂溶性のジベンゾイルチアミンはリン酸加水分解酵素による分解が不十分のため、これを含む加工食品の場合は酵素分解処理だけでは正確なビタミンB_1量総量が求められない。そこで、酵素分解後にアルカリ処理を行いチアミンに変化する必要がある。

操　作

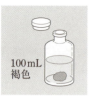

〈酸抽出〉

① 粉砕した試料[注1] 2〜6g を褐色抽出瓶に精瓶（Wg）する。
② 1mol/L塩酸溶液5mLと10％チオ尿素溶液1mLを加え，水で50mLにする。
③ 沸騰水浴中で15分間加熱抽出する。（ときどきかき混ぜる）
④ 水で室温に戻す。

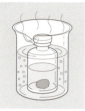

〈酵素分解〉

① 4mol/L酢酸ナトリウム溶液でpH4.5に調整する[注2]。
② 酵素溶液3mLを加え，38〜42℃で約16時間酵素分解をする。
③ 室温に戻し酢酸緩衝液（pH4.5）で100mLに定容する（VmL）。

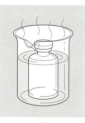

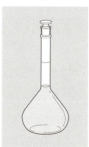

〈ろ　過〉

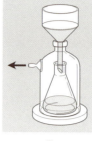

ろ過する。
ビタミンB_1は続いてカラム精製を行う。
ビタミンB_2はろ液をHPLC試料とする。

〈パームチットカラム精製〉[注3]

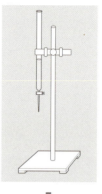

① 水洗したパームチット1.6〜1.7gをカラムに充填する。
② 試料25mL[注4]をカラムに正確に加え，1mL/分で流す。
③ 酢酸緩衝液（pH 4.5）約5mLでカラム内壁を洗い流す。
④ 水30〜60mLでカラムを洗浄する。
⑤ 沸騰水約90mLを素早く流す（コックを全開する）。
⑥ カラムが熱いうち[注5]に沸騰直前の25％塩化カリウム含有0.1mol/L塩酸溶液23mLで溶出し（流速2mL/分），褐色メスフラスコ（25mL）に受ける。
⑦ 室温に戻し25％塩化カリウム含有0.1mol/L塩酸溶液で定容する。

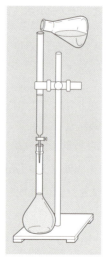

ビタミンB_1として0.1μg/mL程度になるように25％塩化カリウム含有0.1mol/L塩酸溶液で希釈（希釈倍率N）し，溶液20μLをHPLC分析に供する[注6]。

注意事項

注1　生鮮食品は入手次第すぐ粗切りにした試料に0.1 M塩酸または20％メタリン酸を加えて粉砕後，抽出する。試料の粉砕時に酵素によるチアミンの減少が問題になる場合は，0.1 mol/L塩酸を試料が浸る程度に加え20分沸騰加熱したのち粉砕する。

注2　アリチアミンを多く含む食品は，塩酸システイン50 mgを添加してからpH 4.5に調整する。

注3　市販の強陽イオン交換充填剤(SCX)固相抽出カラムによる精製(ミニカラム精製)でも代用できる。

注4　このカラムのチアミン最大吸着量は10 μgなので，チアミン含量によっては負荷量を減らす。

注5　カラムが冷えると塩化カリウムが析出し，カラムが詰まる。

注6　試料のHPLC分析に先立ち，各濃度のチアミン塩酸塩基準液を20 μLずつHPLC分析し，チアミン塩酸塩濃度-ピークエリア面積の検量線を作成しておく。

計算

$$ビタミン B_1 含量 (μg/100 g) = \frac{A \times V \times N}{W} \times 100$$

A：検量線より求めた分析用試料溶液のチアミン塩酸塩濃度($μg/mL$)

V：試料溶液量(mL)(操作に変更がなければ100 mL)

N：希釈倍率[*]

W：試料採取量(g)

　　[*] HPLC分析の際に希釈した場合。希釈せずにHPLCに供した場合は$N=1$

10−3　ビタミンB₂(HPLC法)

　　ビタミンB₂はアルカリ条件下で光照射することで黄緑色の蛍光を発するため，その蛍光強度を測定するルミフラビン蛍光法が古くから用いられてきたが，現在はHPLC法による定量が一般的である。ビタミンB₂は，遊離型(リボフラビン)のほか，2種類のリン酸エステル型(一リン酸エステル，二リン酸エステル)として存在する。ビタミンB₁と同様に，酵素処理でリボフラビンに加水分解したものを，HPLC分析試料とするため，ビタミンB₁のろ過までと同様の操作を前処理に行う。HPLC分析ではリボフラビンのもつ蛍光を利用して検出する。日本食品標準成分表2015年版(七訂)分析マニュアルでは，下記の条件を例示している。

〈HPLC(分析条件例)〉

ガードカラム：内径4.6 mm×長さ10 mmのODS系逆相カラム

カラム：内径4.6 mm×長さ150 mmのODS系逆相カラム

溶離液：メタノール／80 mmol/L酢酸緩衝液(pH 4.5)＝35/65 (v/v)

流速：1.0 mL／分

温度：40℃

検出波長：励起波長445 nm，蛍光波長530 nm

保持時間：5〜7分程度

試薬　1　リン酸加水分解酵素：ビタミンB₁, B₂定量用酸性ホスファターゼ(和光純薬工業(株)

■10　ビタミン　119

　　　　2　リボフラビン標準品　　　3　酢　酸
　　　　4　酢酸ナトリウム　　　　　5　塩　酸　　　6　チオ尿素

器具装置
蛍光検出器付HPLC分析装置，遠心分離機，恒温水槽，褐色抽出びん(100 mL)，褐色メスフラスコ(1 L，100 mL)，吸引鐘，ブフナーロート，ろ紙(ADVANTEC No.6)

溶液の調製
酢酸緩衝液(pH 4.5)と酵素溶液は10-2ビタミンB_1の定量の試薬の調製を参照。

〈リボフラビン標準原液(50 μg/mL)〉
　105℃で2時間乾燥し，30分間デシケータで放冷したリボフラビン標準品50 mgを，10％チオ尿素10 mLを入れた1L褐色メスフラスコに取り酢酸4 mLを加え，温水で溶解し，水で定容する。

〈リボフラビン標準液*〉
　リボフラビン標準原液をHPLCの検出範囲に合わせ酢酸緩衝液(pH 4.5，0.1％チオ尿素含有)で希釈してそれぞれ0.05，0.10，0.20 μg/mLとなるような溶液を作成する。

操作
10-2ビタミンB_1の定量の試薬の調製および操作を参照し，ろ過までの操作を行いHPLC試料溶液とする。HPLCには20 μL注入する。検量線の作成はp.119注6と同様に行う。

　*リボフラビンは光に不安定なので光に当てないようにする。
　　リン酸加水分解酵素には，ビタミンB_2が少量含まれているので，測定値から差し引く。

計算

$$\text{ビタミン B}_2\text{含量}(\mu g/100 g) = \frac{A \times V \times N}{W} \times 100$$

　　A：検量線より求めた分析用試料溶液のリボフラビン濃度(μg/mL)
　　V：試料溶液量(mL)（操作に変更がなければ100 mL）
　　N：希釈倍率*
　　W：試料採取量(g)
　　　*HPLC分析用に希釈した場合。希釈せずにHPLCに供した場合は$N=1$

食品添加物②
　強化剤や着色剤として認可されているリボフラビン酪酸エステルは，リン酸加水分解酵素による酵素分解では，リボフラビンに変換されない。リボフラビン酪酸エステルを含む試料は，酵素分解ののちに塩酸による加水分解が必要となる。

10－4　ビタミンC（HPLC法，比色法）

ビタミンCは還元型のアスコルビン酸と酸化型のデヒドロアスコルビン酸があり，一般に新鮮な野菜・果物にはほとんどが還元型で存在するが，加工・調理・保存の過程で酸化型に変換していく。生体内には酸化型を還元型に変換する還元酵素が存在するため，これらの生物学的効力は同等とされる。そこで一般的な食品分析では還元型と酸化型の合計量（総ビタミンC）をビタミンC量としている。

総ビタミンCの定量は試料中のアスコルビン酸を2,6-ジクロロフェノールインドフェノール（インドフェノール）ですべて酸化型にし，2,4-ジニトロフェニルヒドラジン（DNP）で誘導体化して生じるオサゾンをHPLC，または分光光度計で測定するヒドラジン法が一般的である。

なお，アスコルビン酸の還元力を利用した定量法として，インドフェノールの赤色の消失を終点とした滴定を行うインドフェノール法や，ヨウ素の還元を利用する酸化還元滴定法があるが，夾雑物（着色物質やカテキンなどの還元物質）の影響を受けるうえ，デヒドロアスコルビン酸の測定には煩雑な前処理が必要であり適応範囲は少ない。

ここでは，ヒドラジン法についてHPLC法と比色法を紹介する。

測定原理

総ビタミンCの定量では試料に含まれるアスコルビン酸をインドフェノールで酸化し（このときインドフェノールは還元され無色になる），すべてデヒドロアスコルビン酸とする。デヒドロアスコルビン酸の加水分解で生じた2,3-ジケトグロン酸はDNPとの反応で誘導体オサゾン（ジケトンなどにヒドラジン2分子が縮合した化合物）を形成する。硫酸存在下でのオサゾンは赤色を示すため，この可視部の吸収を利用して定量する。

デヒドロアスコルビン酸量のみを求める場合は，インドフェノール処理を行わない。アスコルビン酸量は総ビタミンC量からデヒドロアスコルビン酸量を差し引くことで求められる。

なお，試料中に2,3-ジケトグロン酸（ビタミンC効力をもたない）が存在するとデヒドロアスコルビン酸量に加算される。生鮮食品ではきわめて微量であるが，加工食品などには含まれる可能性がある。

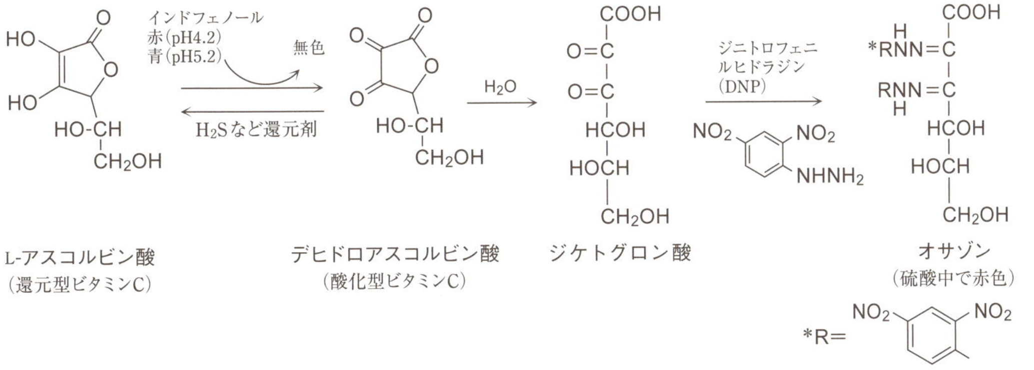

図2-35　総ビタミンC の定量

10　ビタミン　121

〔1〕 HPLC法

〈HPLC（分析条件例）〉

カラム：内径4.6mm×長さ150mmのシリカゲル系順相カラム

溶離液：酢酸エチル/n-ヘキサン/酢酸* = 50/40/10（v/v/v）

流速：1.5mL/分

温度：40℃

検出波長：490nm

保持時間：6〜8分程度

＊酸化防止剤としてエリソルビン酸を使用している食肉加工品などでは，以下の溶離液を使用する。n-ヘキサン／酢酸エチル／n-プロパノール／酢酸（40：30：2：1 v/v/v/v）

●試　薬

1　メタリン酸
2　2,6-ジクロロフェノールインドフェノールナトリウム二水和物
3　チオ尿素
4　2,4ジニトロフェニルヒドラジン
5　濃硫酸
6　酢酸エチル
7　L-アスコルビン酸標準品（いずれも特級試薬）

●器具装置

乳鉢（またはホモジナイザーなど粉砕器），共栓付き遠沈管（50mL）またはメスフラスコ（50mL），ろうと，三角フラスコ，メスフラスコ（100mL），メスピペット，安全ピペッター，共栓付き小試験管，湯浴，パスツールピペット

●溶液の調製

〈5%（w/v）メタリン酸溶液〉

メタリン酸はL-アスコルビン酸の安定化剤および除たんぱくを目的として使われる。（低温で1週間保存可）

〈0.2%（w/v）インドフェノール溶液〉

2,6-ジクロロフェノールインドフェノールナトリウム二水和物0.02gを温水10mLに溶解する。（必要があればろ過する，冷暗所で1か月保存可）

〈2%（w/v）チオ尿素／メタリン酸溶液〉

5%（w/v）メタリン酸溶液50mLにチオ尿素2gを溶解し100mLにする。

〈2%（w/v）2,4ジニトロフェニルヒドラジン／4.5mol/L硫酸溶液（DNP溶液）〉

2,4ジニトロフェニルヒドラジン2gを4.5mol/L硫酸*100mLに溶解する。（冷暗所で1か月保存可）

＊市販の濃硫酸を水で4倍に希釈したもの。

〈L-アスコルビン酸標準原液（1 mg/mL）〉
　　L-アスコルビン酸標準品100 mgを100 mLメスフラスコに取り，5％（w/v）メタリン酸溶液で定容する（冷蔵庫で3週間保存可）。

〈L-アスコルビン酸標準溶液〉
　　L-アスコルビン酸標準原液をHPLCの検出範囲（例：10 μg/mL，5.0 μg/mL，2.0 μg/mL）に合わせ5％（w/v）メタリン酸溶液で希釈する（用時調製）。

● 溶液の調製　　L-アスコルビン酸標準溶液を共栓試験管に1 mL取り，試料溶液の調製に従い，試験試料と同様の操作でDNP誘導体を作成する。

● 操　作

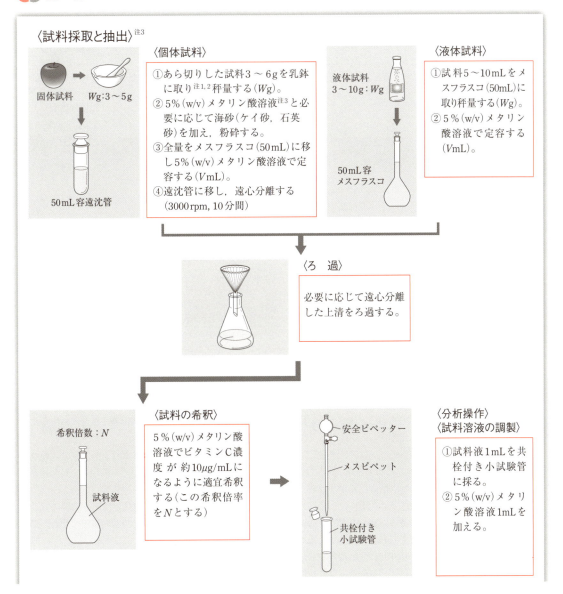

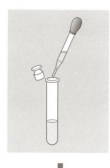

〈還元反応(総ビタミンC定量)〉

③ 0.2%インドフェノール溶液を30秒以上着色が維持されるまで滴下する(2〜3滴)。
※酸化型ビタミンCのみを測定する場合はこの操作を省く。

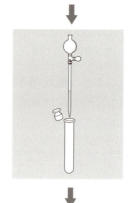

〈オサゾンの抽出〉

⑧ 酢酸エチル3mLを加え、30分間振とう抽出する。
⑨ 静置により2層に分離する。

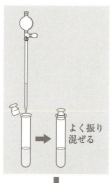

〈DNP誘導体化〉

④ 2%(w/v)チオ尿素／メタリン酸溶液2mLを加える。
⑤ 2%DNP溶液0.5mLを加えよく混合し、蓋をする。

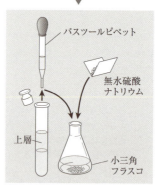

⑩ 上層を小三角フラスコに移し、ここに無水硫酸ナトリウムを薬さじ1杯分程度加え、脱水する(30分以上)。

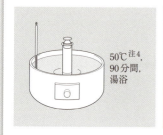

⑥ 50℃、90分間加熱する注4。
⑦ 水冷で室温に戻す。

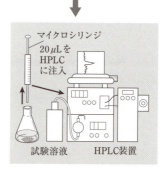

〈HPLC分析〉

⑪ 酢酸エチル溶液20μLをHPLC分析に供する注5。

注意事項

注1 生鮮品は同重量程度の20%(w/v)メタリン酸溶液を加えることでビタミンCの分解を防ぐ。

注2 試料によっては遠心管に採取しホモジナイザーでの粉砕も可能である。粉末試料やペースト状のものはメスフラスコに取り半量程度の5%(w/v)メタリン酸溶液で振とう抽出したのち、定容する。

注3 正確なデヒドロアスコルビン酸含量が必要な場合は、5%(w/v)メタリン酸溶液の代わりに2%(w/v)チオ尿素／メタリン酸溶液を使用することで、アスコルビン酸からデヒドロアスコルビン酸の生成が防げる。

注4 本条件では誘導体化反応は完了しないため、試料と標準品の誘導体化反応を同時に行う必要がある。40℃16時間の反応で反応はほぼ完了する。また、反応時間の短縮のため、沸騰水浴中で15分間反応させる方法もある。

注5 試料のHPLC分析に先立ち、各濃度のアスコルビン酸標準液を20μLずつHPLC分析して、アスコルビン酸濃度-ピークエリア面積の検量線を作成しておく。

計算

$$\text{ビタミンC含量(mg/100g)} = \frac{A \times V \times N}{1000 \times W} \times 100$$

A：検量線より求めた分析用試料溶液のビタミンC濃度（μg/mL）
V：試料溶液量（mL）（操作に変更がなければ50mL）
N：希釈倍率
W：試料採取量（g）

〔2〕 比色法

● 試 薬　HPLC法に準ずる。

● 溶 液の調製　〈90％(v/v)硫酸〉
　　水30mLに注意しながら徐々に濃硫酸(比重1.84) 270mLを混合する。

〈L-アスコルビン酸標準溶液*〉
　L-アスコルビン酸標準原液を20μg/mL，40μg/mL，60/mL)に合わせ，5％(w/v)メタリン酸溶液で希釈する(用時調製)。
　他はHPLC法に準ずる。

● 操 作

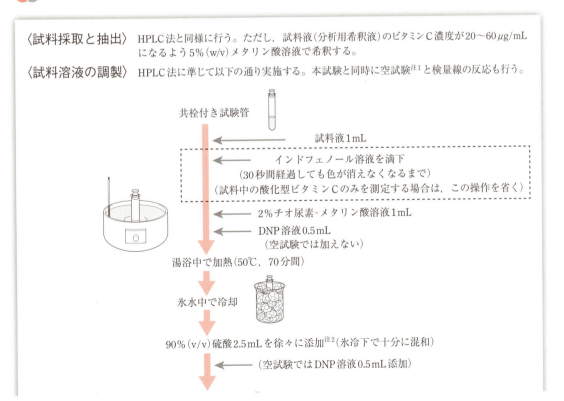

〈試料採取と抽出〉　HPLC法と同様に行う。ただし，試料液（分析用希釈液）のビタミンC濃度が20〜60μg/mLになるよう5％(w/v)メタリン酸溶液で希釈する。
〈試料溶液の調製〉　HPLC法に準じて以下の通り実施する。本試験と同時に空試験[注1]と検量線の反応も行う。

室温で30分間放置[注3]

吸光度(540 nm)を分光光度計で測定[注4]

〈検量線〉 ① L-アスコルビン酸標準液(20 μg/mL, 40 μg/mL, 60 μg/mL)について試料溶液と同じ操作を行う。

注意事項

注1 試料中の色素の影響を差し引くため DNP 溶液のない状態で加熱し，硫酸添加後に DNP 溶液を加える空試験を行う。
注2 硫酸の添加速度が速いと溶液の温度が上昇し着色するため，1〜2分かけて加える。
注3 オサゾンの赤色は安定するまで一定時間要するが，反応液は徐々に褐変するため，硫酸を加えてから測定までの時間を一定にする。
注4 酸化型ビタミン C から生成するオサゾンの吸収極大波長は510〜520 nm 付近であるが，夾雑物の影響を避けるため540 nm の吸光度を測定する。

計算

本試験と空試験の吸光度の差を検量線に代入して試料溶液のビタミン C 濃度を求める。得られたビタミン C 濃度から試料100 g 当たりのビタミン C 量も算出する。

$$\text{ビタミン C 含量(mg/100 g)} = \frac{A \times V \times N}{1000 \times W} \times 100$$

A：検量線より求めた分析用試料溶液のビタミン C 濃度($\mu g/mL$)
V：試料溶液量(mL)(操作に変更がなければ50 mL)
N：希釈倍率
W：試料採取量(g)

試料中のアスコルビン酸を調べる

(2)の比色法を簡便にして，アスコルビン酸による2,6-ジクロロフェノールインドフェノールの還元反応のみを利用して試料溶液中の還元アスコルビン酸量を推定できる。例えばアスコルビン酸量が10 μg/mL の試料溶液は0.2％(w/v)インドフェノール溶液2 mL の赤色を消失させるのに4 mL 要するので，小試験管に0.2％インドフェノール溶液2 mL を取り，試料溶液を1 mL 滴下したとき色が消えるようであれば，その試料溶液は，およそ40 μg/mL のアスコルビン酸を含むことがわかる。

一定量の試料を5％(w/v)メタリン酸中ですり潰してアスコルビン酸を抽出し，そのろ液を0.2％インドフェノール溶液で滴定して何 mL で赤色が消失するかを調べれば，試料中のアスコルビン酸を調べることができる。

10−5　ナイアシン（微生物学的定量法）

　　ナイアシンはビタミンB群の一つで，ニコチン酸とニコチン酸アミドとこれらのヌクレオチド型（ニコチンアミドアデニンジヌクレオチド；NAD，ニコチンアミドアデニンジヌクレオチドリン酸；NADP）がある。ニコチン酸は植物性食品に，ニコチン酸アミドは動物性食品に多く含まれる。ナイアシンの定量には比色法，HPLC法，微生物学的定量法がある。日本食品標準成分表2015年版（七訂）分析マニュアルでは，高感度で適応範囲の広い微生物学的定量法を採用している。ナイアシンの定量にはナイアシン要求性乳酸菌（*Lactobacillus plantarum*，ATCC 8014）が用いられる。

　　なお，ビタミンB_6，ビタミンB_{12}，葉酸，パントテン酸，ビオチンもそれぞれ測定しようとするビタミン要求菌を用いた微生物学的定量法で定量されるが，測定するビタミンの種類により，前処理，使用する菌，滅菌操作などが異なる。

測定原理

　　0.5 mol/L硫酸で試料を加熱し，食品中のニコチンアミド，NAD，NADPをニコチン酸に分解する。この試料溶液をナイアシン（ニコチン酸）を含まないナイアシン測定用培地に加え，ニコチン酸要求性の乳酸菌を培養する。試料中のニコチン酸に応じて増えた菌数を600 nmの濁度で測定する（比濁法）。標準品を加えた培地でも同様に培養して菌数の測定を行い，得られた検量線よりニコチン酸量を算出する。

試薬

1　使用菌株：*Lactobacillus plantarum* ATCC 8014（NBRC 3070として（独）製品評価技術基盤機構より分譲可能，Microbiologics社の標準菌株が関東化学（株）より入手可能）
2　保存用培地：一般乳酸菌保存検出用培地（日水製薬（株）など）
3　接種菌用培地：一般乳酸菌接種用培地（日水製薬（株）など）
4　基礎培地：ニコチン酸定量用基礎培地（日水製薬（株）など）

溶液の調製

〈培地〉
　　保存用培地，接種菌用培地，基礎培地はいずれも製品が指定した重量を水1 Lに溶解し，指定されたpHに調整する。

〈ニコチン酸標準原液〉
　　ニコチン酸50 mgを25％（v/v）エタノール水溶液で50 mLに定容する（1 mg/mL，冷蔵保存）。

〈ニコチン酸標準溶液〉
　　ニコチン酸標準原液を水で希釈し0.1 μg/mL濃度に調製する（用時調製）。

〈0.5 mol/L硫酸〉
　　濃硫酸30 mLを水1050 mLに徐々に加えて溶解する。

〈滅菌生理食塩水〉　　　〈2 mol/L NaOH〉

■10　ビタミン　127

● 器具装置　オートクレーブ，恒温器，無菌箱またはクリーンベンチ，分光光度計またはマイクロプレート，三角フラスコ，小試験管（10 mL），メスフラスコ（200 mL），ろ紙（ADVANTEC No.2相当），ブフナーロート，吸引鐘

● 操作

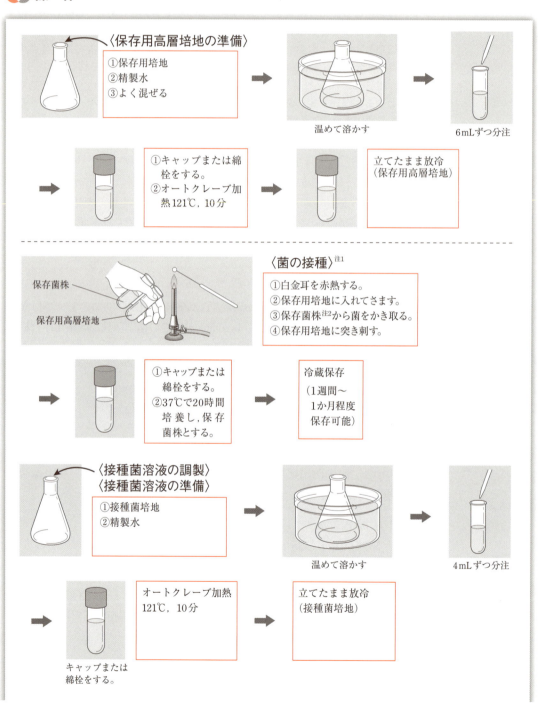

128　■2章　一般食品の分析

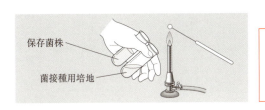

〈菌の接種〉注1
①白金耳を赤熱する。
②接種菌用培地に入れてさます。
③保存菌株注2から菌をかき取る。
④接種菌用培地に入れる。

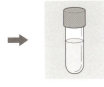

①キャップまたは綿栓をする。
②37±1℃で20±3時間培養する注3。

→ 遠心分離（3,000 rpm×5分） → 上澄みを捨て，菌体を5mL程度の滅菌生理食塩水に懸濁する。

もう一度繰り返す注4

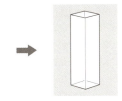

→ 600nmの吸光度が0.1程度になるように，滅菌生理食塩水で希釈する。（接種菌溶液） → 冷蔵保存（1週間〜1か月程度保存可能）

〈試料溶液の調製〉

①試料2gを秤量する。（Wg）
②0.5 mol/L H_2SO_4 100mL注5を加える。

→  ①アルミキャップまたは綿栓をする。②オートクレーブ加熱121℃，10分 → 冷却

→ 2 mol/L NaOHでpH6.8に調製 → 精製水で200mL注5に定容（VmL）。 → ろ紙でろ過し，ろ液をナイアシン濃度が10〜20 ng/mLになるよう希釈し（希釈倍率N）試料溶液とする。

〈ナイアシン量の測定〉注6（最低でも2連で行う）

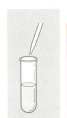

①ニコチン酸標準液を0, 0.1, 0.2, 0.3, 0.4, 0.5, 0.6, 0.7, 1.0, 1.5mL（検量線用）または試料溶液0.5, 1.0, 2.0mLをそれぞれ小試験管に取る。
②基礎培地2.5mLを加える。
③精製水で5.0mLにする。

→ 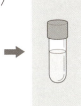 ①アルミキャップまたは綿栓をする。②オートクレーブ加熱121℃，10分 → 冷却

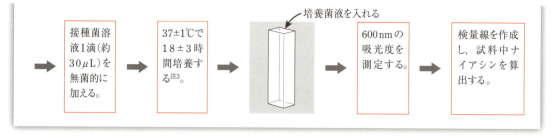

注意事項

注1 無菌箱またはクリーンベンチで行う。ない場合はバーナーの炎で滅菌する。
注2 菌体は凍結融解を繰り返すと状態が悪くなるので，凍結保存する場合は小分けにして-80℃で保存するとよい。
注3 菌の活性に応じて培養温度と時間を調整する。
注4 接種菌用培地が残ると結果に影響するので洗浄は丁寧に行う。
注5 試料のナイアシン量が少ない場合は50 mLに溶解し100 mLに定容でもよい。
注6 マイクロプレートで行うこともできる。この場合はニコチン酸標準溶液(0.1 μg/mL) 0, 4, 8, 12, 16, 20, 24, 28, 40, 60 μLをマイクロウェルのウェルに二連で取り，接種菌溶液を含む基礎培地0.15 mLと水を加えて0.25 mLにする。別に適宜希釈した試料溶液を20, 40, 80 μLの三段階で二連で取る。2～3分撹拌したのち，マイクロプレートリーダーでブランク測定し，37±1℃で18±3時間，嫌気試薬を入れた嫌気培養袋内で培養し，600 nmの吸光度を測定する。

計算

ニコチン酸標準液による検量線から，試料溶液中のニコチン酸量を求める。得られたニコチン酸濃度から試料100 g当たりのニコチン酸量も算出する。

$$ナイアシン含量(mg/100g) = \frac{A \times V \times N}{1000 \times W} \times 100$$

A：検量線より求めた試料溶液のニコチン酸濃度(μg/mL)
V：試料溶液量(mL)(操作に変更がなければ200 mL)
N：希釈倍率
W：試料採取量(g)

プラスOne

ナイアシン当量(NE)

ナイアシンの一部は必須アミノ酸のトリプトファンから生合成される。トリプトファンの活性は，ナイアシンの60分の1とされる。食事摂取基準(2015年版)で用いられているナイアシン当量は，次式により算出される。

$$ナイアシン当量(mg NE) = ナイアシン(mg) + \frac{1}{60}トリプトファン(mg)$$

11　有機酸

　　酢酸(acetic acid, CH₃COOH)は，調味料や酸味料として日常的に使用される，炭素数の比較的少ない有機酸である。食酢中には4〜5%含有される。食品成分表では，酢酸のエネルギーは3.5kcal/g(14.63kJ/g)として扱われている。食品成分表の備考欄に記されている酢酸量は，直接滴定法または水蒸気蒸留滴定法で求めたものである。後者は，分析試料そのものを滴定して求めることが難しいドレッシング，ソース，トマト加工品などに用いられている。ここでは食酢中の酢酸含量の測定に適用される，直接滴定法について述べる。

11-1　酢酸(直接滴定法)

測定原理

　　食酢に含まれる有機酸を全て酢酸であるとみなし，水酸化ナトリウムで中和滴定するものである。すなわち，弱酸と強アルカリの中和反応である。この反応によって生成する塩(酢酸ナトリウム)が弱酸と強塩基の塩であるために，当量点においては溶液が微アルカリ性を示し，pHは7よりも大きくなる。したがって，終点を求めるための指示薬には，フェノールフタレインを使用する。

$$CH_3COOH + NaOH \longrightarrow CH_3COONa + H_2O$$

$$CH_3COONa \longrightarrow CH_3COO^- + Na^+$$

試薬　1章2　容量分析(p.2)参照

1　**0.1mol/L 水酸化ナトリウム溶液**：水酸化ナトリウム(NaOH)約4.0gを電子天秤でビーカーにはかり取り，水を適量加えて手早く溶解させ，室温まで冷却する。その後，メスフラスコに洗い込み，全量1Lとし，よく混和する。

2　**0.05mol/L シュウ酸標準溶液**：シュウ酸二水和物結晶($H_2C_2O_4 \cdot 2H_2O$)約0.6304gを電子分析天秤でビーカーにはかり取り(精秤値として重量を記録)，水を適量加えて溶解した後，メスフラスコに洗い込み，全量100mLとして，よく混和する。

　　精秤値から計算式にて力価 F を求める。

$$\textbf{0.05 mol/L シュウ酸標準溶液の力価}\quad F = \frac{[\text{精秤値(g)}]}{0.6304}$$

$$\text{シュウ酸二水和物}(H_2C_2O_4 \cdot 2H_2O)\quad \text{分子量} = 126.07$$

$$0.6304\,\text{g}/100\,\text{mL} = 0.05\,\text{mol/L}$$

3　**1g フェノールフタレイン／90%(v/v)エタノール溶液(100mL)**

● 器具装置　ビーカー(50 mL, 100 mL), メスフラスコ(100 mL, 1 L), 三角フラスコ(100 mL), メートルグラス(10 mL), ホールピペット(10 mL), モール型ビュレット(またはテフロンコック付きガイスラー型ビュレット)(25 mL), 電子天秤, 電子分析天秤

● 操作

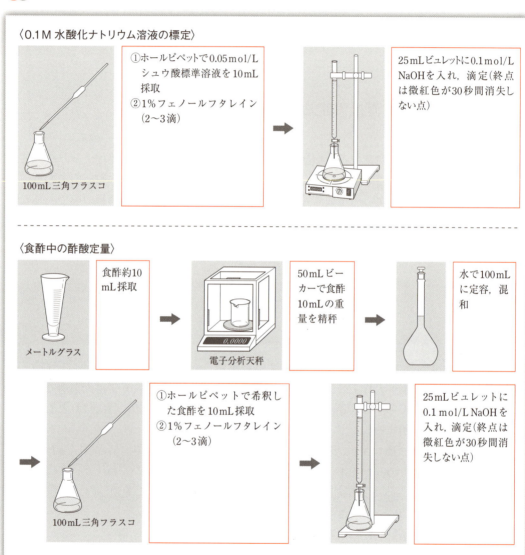

計算

0.1 mol/L 水酸化ナトリウム溶液の力価 F を次式より求める。

$$N \times V = N' \times V'$$

N：0.05 mol/L シュウ酸標準溶液の F
V：0.05 mol/L シュウ酸標準溶液採取量（10 mL）
N'：0.1 mol/L 水酸化ナトリウム溶液の F
V'：滴定値（mL）平均値

滴定値より酢酸含量を求める。

$$\text{酢酸}(w/w) = a \times F \times 0.0060 \times \frac{100}{10} \times \frac{100}{W}$$

a：滴定値（mL）
F：0.1 mol/L 水酸化ナトリウム溶液の力価
0.0060：0.1 mol/L 水酸化ナトリウム溶液 1 mL に相当する酢酸の質量（g）
W：試料秤取量（g）

11-2　総有機酸

〔1〕 果汁の有機酸濃度（滴定酸度）

　果実，野菜にはさまざまな有機酸が含まれ，とくに，クエン酸，リンゴ酸などが多い。また，シュウ酸はカルシウム塩として結晶で存在する場合がある。個々の有機酸を分別定量するには，TLC，GC や HPLC などのクロマトグラフィーが必要であるが，簡便に有機酸の総量を調べる場合には，果汁や 80％（v/v）エタノール抽出液に含まれる遊離酸を中和滴定し，滴定値を滴定酸度として表示する場合がある。また，試料中の主要な有機酸がわかっている場合，その有機酸に対応した係数を滴定値にかけることにより，総有機酸含量として表すことも多い*。

　ここでは，果汁の総有機酸の定量について述べる。

*結合酸も含めた全酸含量として表すには，後述のイオン交換樹脂による処理が必要である。

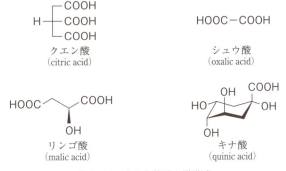

図 2-36　主な有機酸の構造式

● 測定原理

酢酸の直接滴定法と同じである。ただし，含有される有機酸の全てを，最も多く含まれる有機酸(リンゴではリンゴ酸，柑橘類ではクエン酸など)とみなして濃度を計算する。

● 試薬

酢酸の直接滴定法に同じ。

● 器具装置

酢酸の直接滴定法に準じる。ただし，果汁の褐変が激しい場合にはpHメーターを使用する。

● 操作

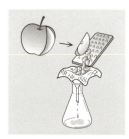

〈試料採取〉

りんごの果肉部分をおろし器ですりおろし，二重のガーゼで搾って果汁と残渣を分離する。

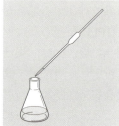

100 mL 三角フラスコ

〈滴定用試料調製〉

① ホールピペットで正確に果汁5 mLをはかり取り(採取量 V mL)，滴定用の容器に入れる。
② 水約20 mLとフェノールフタレイン溶液2〜3滴を加え，混合する。

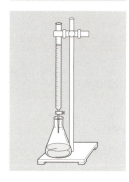

〈滴定操作〉

直接滴定法に準じ，25 mLビュレットに入れた0.1 mol/L水酸化ナトリウム溶液で中和滴定する。(pHメーターを使用する場合は，終点をpH 8.1とする)

134 ■2章 一般食品の分析

計算

リンゴ果汁の場合，総有機酸濃度をリンゴ酸当量で表す(表参照)。

$$\text{リンゴ酸濃度}^*(\%, \text{w/v}) = 6.71 \times 10^{-3} \times V_b \times F \times \frac{100}{V}$$

6.71×10^{-3}：0.1 mol/L 水酸化ナトリウム標準液 1 mL で定量できるリンゴ酸の質量(g)

V_b：0.1 mol/L 水酸化ナトリウム標準液滴定値(mL)

F：0.1 mol/L 水酸化ナトリウム標準液の力価

V：採取したリンゴ果汁の体積(mL)

＊濃度を質量%で表すには，採取した体積 V(mL)の代わりに採取した果汁の質量 $W = V \times [密度]$ (g)として計算すればよい。

表2-7　0.1 mol/L 水酸化ナトリウム溶液 1 mL に相当する有機酸の質量

有機酸	分子量	-COOH数	0.1 mol/L NaOH 1 mL 当たり mg
クエン酸	192.12	3	6.40
リンゴ酸	134.09	2	6.71
酒石酸	150.09	2	7.50
シュウ酸	90.03	2	4.51

〔2〕 イオン交換樹脂による分離精製を介する各有機酸量の定量

有機酸の電解質としての性質を利用し，イオン交換樹脂を用いた結合酸から遊離酸への変換や，精製ができる。この試料をエステル化すれば，ガスクロマトグラフで分別定量が可能である。また，近年ではイオン交換作用のあるカラムを用いた HPLC 分析も行われている。

イオン交換樹脂による有機酸の精製は，清涼飲料，コーヒー，アルコール飲料などについては，そのまま遠心分離した上澄み液を試料とする。果実，野菜，みそなど生体試料は温湯ホモジナイズし，遠心分離する。状況により，除タンパクや脱塩が必要となる場合がある。試料液は減圧濃縮して液量を適量にする。果実や野菜は水分が多いため，凍結乾燥し，粉末化すると扱いやすい。果実や野菜の凍結乾燥粉末は，80%エタノールで加熱還流抽出を行い，ろ過する。この操作で得た抽出液は，糖の定量にも使用可能である。

測定原理

有機酸は弱酸であり，それぞれ固有の酸解離定数(pKa)をもつ。pKa 値に等しい pH 環境下ではその有機酸の半数が解離している。有機酸を含む試料液に水酸化ナトリウムを加えて環境 pH をアルカリ側へ移行させることにより全ての酸の解離を促すことができる。この溶液を陰イオン交換樹脂カラムに通して有機酸本体を樹脂に吸着させた後，1 mol/L 水酸化ナトリウムで溶出させると，有機酸がナトリウム塩の形で溶出する。次いで溶出液を陽イオン交換樹脂カラムに通すことによって，有機酸を遊離の形にする。この有機酸をブチルエステルに導いた後，ガスクロマトグラフィーで分析することにより，各有機酸量をそれぞれ定量することができる。

■11　有機酸　135

- **試　薬**　1　80%(v/v)エタノール：(200 mL)
　　　　　　2　陽イオン交換樹脂：〔AmberliteCG-120(H$^+$)〕(40〜50 mL)
　　　　　　3　陰イオン交換樹脂：〔AmberliteIRA45(OH$^-$)〕(40〜50 mL)
　　　　　　4　1 mol/L 水酸化ナトリウム溶液

- **器　具**　ガラスカラム(2本)，pHメーター

- **操　作**

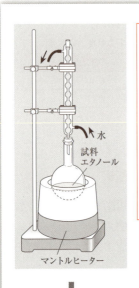

①試料粉砕物5gを80％エタノール(100 mL で1回，50 mLで3回)で2分間加熱還流し，有機酸を抽出。吸引ろ過して，ろ液を集める。

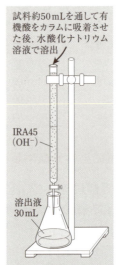

試料約50 mLを通して有機酸をカラムに吸着させた後，水酸化ナトリウム溶液で溶出

③アンバーライトカラム(陰イオン交換樹脂)IRA45(OH$^-$型)にろ液を通し，酸を吸着させる。通過液は捨てる。
④1 mol/L水酸化ナトリウム溶液15 mLをカラムに流して，有機酸を溶出させ，さらに水15 mLで洗い出す。(溶出液計30 mL)。

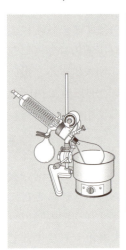

②1 mol/L水酸化ナトリウム溶液でpH9.5までろ液を中和。その後50 mL程度まで減圧濃縮後，吸引ろ過して不溶物を除く。

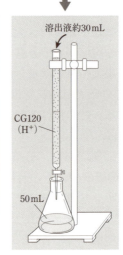

⑤アンバーライトカラム(陽イオン交換樹脂)CG120(H$^+$型)に④の溶出液30 mLを通し，遊離の酸のみの通過液を回収する。さらに水20 mLでカラムを洗い流す(総酸液約50 mL)。
⑥pH8.5まで0.1 mol/L水酸化ナトリウム水溶液で中和滴定して，総滴定酸度を求める。

⑦酸液を減圧濃縮乾固
⑧エステル化注1

ガスクロマトグラフィー用試料注2

注意事項

注1 エステル化は，有機酸のナトリウム塩（中和滴定後の乾固試料）に，ブタノール2mL，無水硫酸ナトリウム2g，濃硫酸0.2mLを加え，還流冷却管を付けて，ときどき混和しつつ，約30分間穏やかに沸騰させる（有機酸のブチルエステルとなる）。

注2 生じた有機酸のブチルエステルはヘキサンで3回抽出し，内部標準（ノナデカン5mg）を加えてヘキサンで20mLに定容する。無水炭酸ナトリウム約0.5gを加えて残存する硫酸を除いた後，GCに注入する。また，試料のGC分析に先立ち，各有機酸ブチルエステルの標品をヘキサンに溶かしてGC分析し，「分析量－ピークエリア面積」の検量線を作成しておく。

〈参考〉 有機酸ブチルエステルのGC分析条件（例）

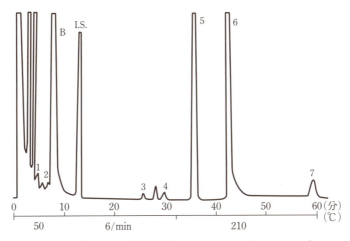

図2-37　ブドウ果実の有機酸ブチルエステルのガスクロマトグラム

1	ギ酸	2	酢酸	3	シュウ酸
4	フマル酸	5	リンゴ酸	6	酒石酸,
7	クエン酸	B	ブタノール	I.S.（内部標準）	n-トリデカン

カラム：5% Reoplex on Chromosorb W-AW（60〜80 mesh）
　　　　直径3mm×長さ2.0m　ガラスカラム
キャリヤーガス：N_2　60 mL/分
カラム温度：50〜210℃（昇温6℃/分）
注入温度：235℃
検出温度：235℃

果物の品質と有機酸
　果物の味に関わる品質要素として有機酸は重要である。甘さが求められる果物であっても、酸含量が0.2％以下のように少ないとメリハリのないぼけた感じの甘さとなり、糖含量が多いだけでは良好な食味品質とはならない。しかし、人の味覚における酸の許容濃度は糖のそれに比べると低く、酸含量が多すぎると極端に食べにくくなるため、適当な量が含まれることが重要である。糖含量と酸含量のバランスは糖酸比と呼ばれ、ウンシュウミカンでは糖酸比が10〜15（糖度11以上、酸含量0.8〜1.2％）が好ましいとされている。収穫された果物は生命活動を続けており、酸は糖よりも速く代謝されるため、酸が多くて食べにくい果実も保存中に酸含量が低下し、糖酸比が改善され、食べやすくなる。なお、糖度は厳密には糖含量ではなく、屈折計示度（可溶性固形物含量）であるため、酸含量が多い果汁では有機酸が「糖度」に及ぼす影響も大きくなることに留意する必要がある。

3章 健康関連成分

1 抗酸化活性の測定法

　酸素は，われわれの生活にとって必須のものであり，地球上の多くの生物は，摂取した栄養素を，酸素を用いて酸化分解する過程で得られるエネルギー（ATP など）で生活を営んでいるのである。

　しかし一方，エネルギー産生に利用される酸素の一部（2％程度）は，その過程のミトコンドリアでの電子伝達系でスーパーオキシドアニオン（$\cdot O_2^-$）とよばれる活性酸素種となってしまう。われわれは，スーパーオキシドアニオンを消去する酵素系（スーパーオキシドジスムターゼ（SOD）→カタラーゼ）を有しているが，完全な消去は困難であり，消去しきれなかったスーパーオキシドアニオンや，これから派生する$\cdot OH$（ヒドロキシラジカル）などの活性酸素種が生体脂質，DNA などを傷つけることにより生じる障害が，動脈硬化，がんなどといった各種疾患の発症や，老化に深く関与していることが明らかとなっている。

　このような活性酸素の障害を打ち消すために，抗酸化性を示す食品を摂取することの重要性が主張されている。ここでは，器具，試薬などの入手の容易な2種の抗酸化活性測定法について説明する。

（1）　DPPH ラジカル消去活性

　DPPH は図3-1に示す構造を有する化合物であり，試薬として購入することができる。本物質は，エタノール中で，遊離ラジカルを保持した状態で安定に存在する。DPPH は，活性酸素種である O_2^-，$\cdot OH$ と近似した性質を有する物質と考えられるので，DPPH のラジカルを消去する化合物は，抗酸化活性を有すると考えることができる。

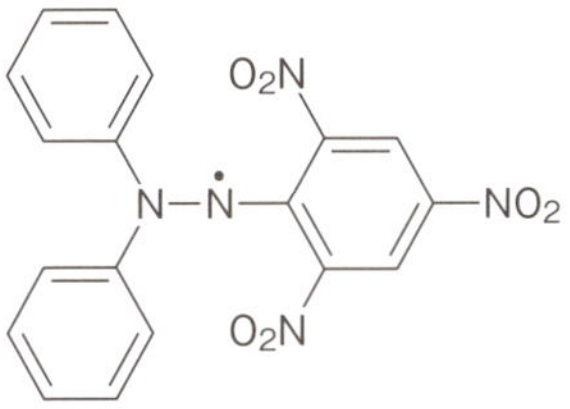

図3-1　α, α-diphenyl-β-picrylhydrazyl（DPPH）の構造

　DPPH は紫色の化合物であるが，ラジカルが消去されると無色となる。したがって，エタノール溶液中に試料と DPPH を共存させ，紫色（λmax 517 nm）の退色を分光光度計を用いて測定することにより，試料エキスの抗酸化活性（ラジカル消去活性）を測定することができる。

■1　抗酸化活性の測定法　139

● 操 作

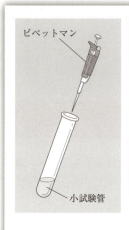

ピペットマン
小試験管

①小試験管に，適当な溶媒に溶解した試料エキス溶液を適当量ずつ入れる。
注〕同一の試料溶液を最初の試験管には50 μL，次は100 μL，次は200 μLなどと量を変化させて加えることにより，いくつかの濃度を設定する。

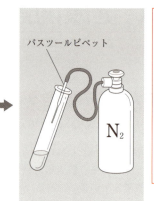

パスツールピペット

②窒素ガス吹きつけや減圧濃縮等により，エキスを溶解させた溶媒を除く。

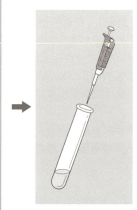

③各試験管に50 μmol/L DPPHエタノール溶液（冷蔵庫で数か月保存可）を0.5 mLずつ加え，ミキサーか超音波洗浄器で試料エキスをよく溶解させる。よく撹拌後，暗所にて30分間室温で保存する。

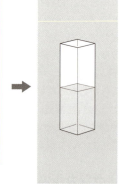

④各試験管にエタノールを1.5 mLずつ加え，よく撹拌する。
⑤キュベットに移し，分光光度計で517 nmの吸光度を測定する。

計算

試料を含まない溶液の吸光度をコントロール(C)とし，エタノールのみの吸光度をブランク(B)とすると，試料の吸光度(S)から，その濃度の試料の抗酸化活性 I（％）（ラジカル消去能）は次式で算出される。

$$I(\%) = \left(\frac{C-S}{C-B}\right) \times 100$$

さらにグラフ用紙の横軸に試料濃度，縦軸に吸光度(S-B)をプロットすれば，50％消去濃度を ED_{50}（Effective Dose 50％）として算出することができる。

＊参考データ(ED_{50})：α-トコフェロール90 μM，カテキン310 μM

計算例

カテキンの ED_{50} 値算出法（以下の数値は，すべて三連の実験データの平均値）

① キュベットにエタノールを入れた状態で517 nmの吸収を測定し，zero adjustを行った（B＝0.000）。次にキュベットに100 μM DPPH溶液1.5 mLを入れて517 nmの吸光度を測定すると，吸光度0.720であった。したがって，サンプルの IC_{50} 値は吸光度0.360（0.720の半分）を示すときの濃度となる（図3-2）。

② カテキンを1 mg/mLとなるように $CHCl_3$-MeOH（1：1, v/v）に溶解した。このうち300 μL，150 μL，75 μL，37.5 μL，18.7 μLをピペットマンではかり取り，それぞれを別の試験管に入れた。溶媒を留去後，各試験管に100 μM DPPH溶液を1.5 mLずつ加えよく撹拌した。暗条件で30分放置した後，517 nmの吸光度を測定した。結果は以下のようになった。

18.7 μLを入れた試験管（カテキン終濃度12.5 μg/mL）	→吸光度0.678
37.5 μLを入れた試験管（カテキン終濃度25 μg/mL）	→吸光度0.620
75 μLを入れた試験管（カテキン終濃度50 μg/mL）	→吸光度0.521
150 μLを入れた試験管（カテキン終濃度100 μg/mL）	→吸光度0.340
300 μLを入れた試験管（カテキン終濃度200 μg/mL）	→吸光度0.024

これらのうち，カテキン終濃度12.5〜100 μg/mLまでの各濃度範囲のデータを用いて，横軸を濃度（μg/mL，log），縦軸を吸光度として回帰直線を引いた。この直線から吸光度0.360の濃度を求めると，90 μg/mLと算出された。これをmol/Lに換算すると，310 μmol/Lとなった。

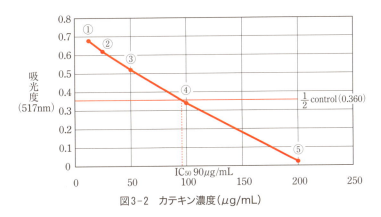

図3-2　カテキン濃度（μg/mL）

(2) 生体脂質過酸化抑制作用

活性酸素種により最も酸化を受ける生体成分は脂質である。本アッセイ系により，生体脂質の酸化を抑制する抗酸化活性を検討することができる。

本アッセイ系では入手，調製の容易なegg phosphatidylcholineを生体脂質として利用する。脂質酸化が進行すると脂質が分解し，マロンジアルデヒドが生成する。生成したマロンジアルデヒドの量は，チオバルビツール酸と反応させて図3-3に示す赤色物質に導くことにより定量することができる

（530 nm の吸光度測定）。マロンジアルデヒドの生成を抑制する化合物(赤色物質の発生を抑える化合物)を抗酸化活性物質と考えることができる。

図3-3　脂質の酸化

操作

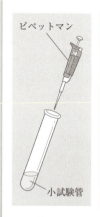

① 市販(関東化学24242-33等)あるいは自ら調製したegg phophatidylcholineをクロロホルムに10 mg/mLとなるように溶解させる。
＊Egg phophatidylcholineは非常に酸化されやすいので、開封後、直ちに使用すること。残りはアンプルに分注、窒素置換して冷凍保存が必要

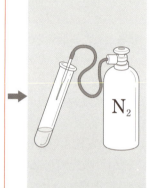

② 小試験管に①のクロロホルム溶液を200 μLずつ分注した後、試料エキス溶液を適当量加える(DPPH実験同様、濃度をいくつか設定すること)。その後、いったん溶媒を留去する(窒素ガス吹きつけ、減圧濃縮など)。

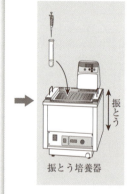

③ 各試験管に0.2 mmol/L アスコルビン酸(100 μL)と0.2 mmol/L FeSO$_4$(100 μL)を加え、よく撹拌後、37℃のウォーターバス中で30分間振とうする。

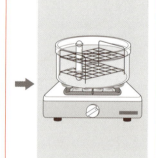

④ 0.7%(w/v)チオバルビツール酸水溶液(沸騰水中で溶解させる)1 mL、5 mmol/L EDTA-2Na水溶液0.5 mL、1%(w/v)リン酸水溶液3 mLを順次各試験管に加え、沸騰水中で45分間加熱発色する。
＊試験管はビー玉などで栓をし、内容液の減少を防ぐこと。

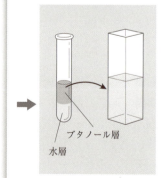

⑤ 氷冷後、n-ブタノール4 mLを加え、よくミキサーで撹拌後、遠心分離(3,000 rpm、10分)により水層とブタノール層に分ける。赤色物質はブタノール層に移る。これをキュベットに移し、n-ブタノールの吸光度をブランク(B)とし、試料エキスを含まない試験管の吸光度をコントロール(C)として、532 nmの吸光度測定をする。

計算例

試料エキス試験管のブタノール層の吸光度(S)，ブタノールの吸光度(B)，試料エキスを含まない試験管のブタノール層(コントロール(C))から，その濃度の試料の抗酸化活性(過酸化抑制能) I(%)を次式により算出できる。

$$I(\%) = \left(\frac{C-S}{C-B}\right) \times 100$$

なお，本実験でコントロール(C)の吸光度は，1.0～1.5前後となる。

さらに，グラフ用紙の横軸に試料濃度，縦軸に吸光度(S-B)をプロットすれば，DPPHラジカル消去実験同様に脂質過酸化の50％抑制濃度をED_{50}として算出することができる。

希釈のつけ方，ED_{50}算出法は，基本的にDPPH実験の計算例(p.141)と同様である。実験に際しては，これを参照のこと。

＊参考データ(ED_{50})　カテキン10 μM

活性酸素の種類

3章の冒頭部分でも説明したが，われわれの体内で発生する活性酸素は主にラジカルと呼ばれる種類のものである。そこで本書では，ラジカル種の活性酸素消去活性を調べる実験方法(DPPHラジカル消去活性，生体脂質過酸化抑制活性)を取り上げ説明した。

活性酸素には，ラジカル種のほかに一重項酸素という種類も存在する。一重項酸素は，通常の酸素(三重項酸素という)が光を介して変化(活性化)した活性酸素であり，われわれの皮膚表面での酸化(日焼けによる炎症など)にかかわる活性酸素である。ラジカル種を消去する抗酸化成分(カテキンなどのフラボン)と一重項酸素を消去する抗酸化成分(リコペン，アスタキサンチンなどのカロテノイド)は異なるので，覚えておこう。

2　スパイス中のフェノール性成分分析

　食用植物中に存在するフェノール性成分は，単純なC_6のフェノール類，C_6-C_3の基本骨格を有するフェニルプロパノイド，C_6-C_3-C_6の基本骨格を有するフラボノイド，その他に大別される。フラボノイドのうち，Oがオキソニウムを形成しているアントシアニジンや3,4-ジオールであるロイコシアニジン，それにカテキン類以外のものを狭義のフラボノイド(flavonoids)と総称している。フラボノイドの基本構造は5種類で，C_2-C_3間に二重結合を有するフラボン(flavone)，フラボノール(flavonol)，イソフラボン(isoflavone)は黄色を呈するが，この箇所が飽和しているフラバノン(flavanone)とフラバノール(flavanonol)は無色である(図3-4)。

　本実験で取り扱うスパイスのなかには，フェニルプロパノイドとフラボノイドが多く含まれている。DPPHラジカルを抗酸化物質の検出試薬(p.139参照)として用い，簡易な単離と定性実験，抗酸化試験の例を示す。

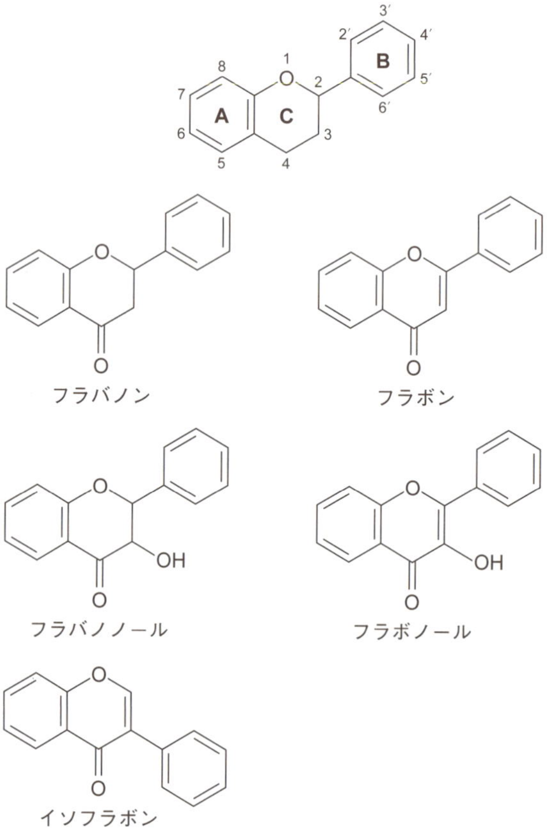

図3-4　フラボノイドの基本構造

144　■3章　健康関連成分

試薬試料

1. DPPH ラジカル試薬：1 抗酸化活性の測定法(1)（p.139）参照
2. 標準物質：オイゲノールとメチルオイゲノールを，酢酸エチル，またはメタノールで 1 mg/mL の溶液を準備する。
3. 適当なスパイス：ここではクローブ（丁字）を例にする。ミルなどで粉砕しておく。

器具装置

三角フラスコ，試験管，メスフラスコ（適宜），メスピペット，安全ピペッター，ナスフラスコ，分光光度計，薄層クロマト用プレート（分析用：アルミシート，蛍光剤 F_{254} 入り，分取用：ガラス 0.5 mm 厚，蛍光剤 F_{254} 入り），ドライヤー，展開槽（マヨネーズびんサイズ，分取用サイズ），クロマト検出用 UV ランプ，噴霧びん，噴霧瓶用二連球，エバポレーター，ガラスフィルター入りろ過器（桐山：3B5，3×6 cm サイズ程度）

〈クロマト検出用 UV ランプ使用の際の注意〉

薄層クロマト検出用 UV ランプ（S タイプ：波長 254 nm）の使用に際しては，決して光源のランプを見つめない。また，目線に入る位置にこのランプをセットしないこと。専用の暗視用ボックスを準備するか，使用後のスイッチオフを徹底すること。紫外線を長時間見つめると，目のタンパク質が障害を受け，最悪の場合は失明する。短時間であっても，時間が経ってから目がチクチクする症状が現れることが多い（炎症）。異常を感じたときは，すぐに指導者へ申し出て適切な手当てをすること。

実験例

〈(1) 分取 TLC による抗酸化物質の簡易単離〉

粉末にしたスパイス（ここではクローブ）10 g を上皿天秤ではかり取り，200 mL 容三角フラスコに入れ，100 mL の酢酸エチルを入れてよく振り混ぜ 30 分室温放置する。ひだ折りろ紙（図3-5）でスパイスをろ過し，残渣をふたたび同じ三角フラスコに戻し，50 mL の酢酸エチルを入れてよく振り混ぜ，30 分室温放置する（または，アルミホイルのふたをして一晩放置でもよい）。

〈ひだ付きろ紙〉

ひだ付きろ紙を用いると円形ろ紙の全面がろ過面になるので，円錐形ろ紙を用いる普通のろ過よりもろ過速度が速くなる。

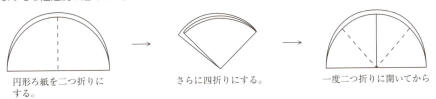

円形ろ紙を二つ折りにする。　→　さらに四折りにする。　→　一度二つ折りに開いてから

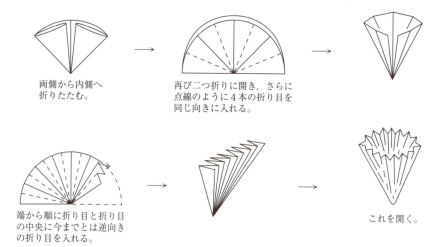

すべての折り目を中心まできっちりつけると，中心部が弱くなりろ過するときに破れやすい。特に扇子状にたたむときは，折り目を中心まで入れないように注意する。

図3-5　ひだ付きろ紙の折り方

　初めに抽出した酢酸エチル溶液を使って，抗酸化物質の見当をつける。分析用 TLC（4×8センチ程度）を用いて，展開層にヘキサン：酢酸エチル＝50：50（v/v）の展開溶媒で抽出物のスポットを展開する（p.147参照）。展開後，TLC 用 UV ランプ下でスポットの位置を薄く鉛筆でなぞり，DPPH ラジカル試薬（0.2 mmol/L-EtOH 溶液）を噴霧し，白く抜けた箇所を記録する。

　展開溶媒の比率を調整して，Rf 値が分取 TLC に適した条件を決める（クローブの場合，ヘキサン：酢酸エチル＝70：30（v/v）で目的のオイゲノールが $Rf=0.4\sim0.5$ 程度であった）。

　スパイスの酢酸エチル抽出液を，からの重量が事前に精秤してあるナスフラスコに移し，エバポレーターで溶媒を留去して収量を精秤する。スパイスからの収率を計算する。約25 mg～50 mg/mL 程度の酢酸エチル溶液となるよう，酢酸エチルを加えて溶かす。

　分取用 TLC（10×20 cm）を横長に使用し，下から1 cm の箇所に薄く鉛筆で直線を引き，この線上以外に酢酸エチル溶液をこぼさないよう，パスツールピペット（スポイトをつけないほうがポタポタしない）で合計1 mL～2 mL の抽出液を染み込ませる。ナスフラスコは，再びエバポレータで溶媒を留去し，抽出物の使用量を精秤する。

　大型の分取 TLC 用展開層で，染み込ませて風乾した分取 TLC プレートを展開する。展開後，すぐに TLC 用 UV ランプ下でスポットの位置を確認し，必要があれば2回目の展開（多重展開）を行う。目的のバンドを TLC 用 UV ランプ下でマークし（可能ならガラスカッターで TLC プレートの片端を3 cm 程度カットし，ここに DPPH ラジカル試薬を噴霧することにより，紫色の退色で抗酸化物質の位置を確認できる），B4サイズの紙の上で，ミクロスパーテルのへら部分でガラスからシリカゲルを掻き取る。100 mL サイズの

三角フラスコへ移し，粉が十分に浸るほどの酢酸エチルを加えて，ガラスフィルター入りろ過器(図3-6)を使って，重量既知のナスフラスコ(50～100 mLサイズ)へ吸引ろ過し，エバポレーターで減圧濃縮乾固後に収量を精秤し，収率を計算する。

〈ガラスフィルター入りろ過器〉

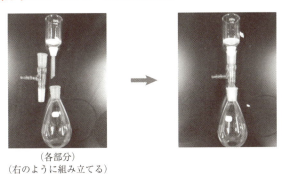

（各部分）
（右のように組み立てる）

図3-6　ガラスフィルター入りろ過器の組立て

● 操　作

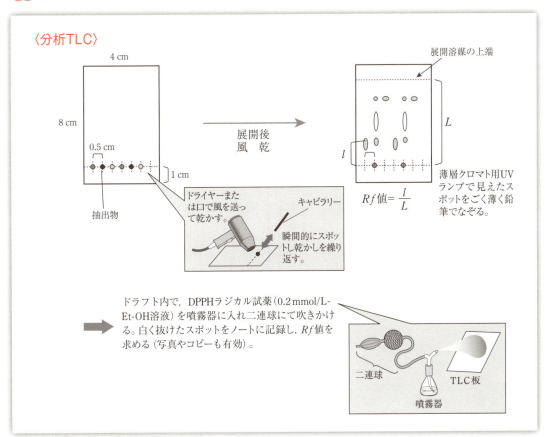

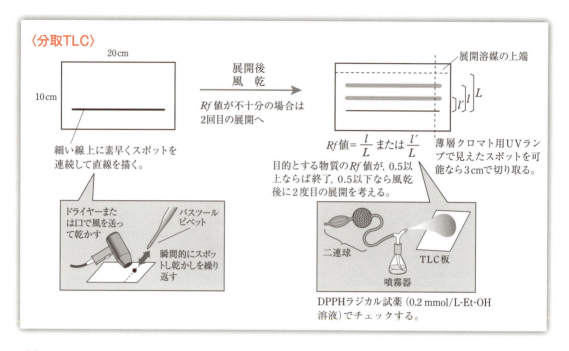

● **応用例**　分取TLCで簡易単離した抗酸化物質の各種機器分析データ(1D, 2D-NMR, EI-MS, IR, UV)を学生に渡し(またはNMRなど実際に測定し)，構造解析を実施するのもよい(図3-7，例：オイゲノールの構造とデータ)。

また，余力があればDPPHラジカル試薬で白くは抜けないが，含量の多いスポット(メチルオイゲノール)などを簡易分取してもよい。

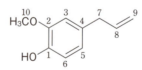

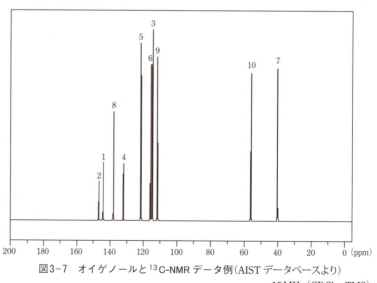

図3-7　オイゲノールと ^{13}C-NMRデータ例(AISTデータベースより)
15 MHz (CDCl$_3$, TMS)

〈(2) 分取した抗酸化物質の活性測定〉

DPPH ラジカルの捕捉活性を ED_{50} 値（Effective Dose 50%）として求める。ポジティブコントロールとしては，トロロックス（Trolox，ビタミン E：トコフェロールの誘導体）を用いる。トロロックスの ED50 値が概ね10 μmol/L 程度，オイゲノールの ED50 値が概ね25〜50 μmol/L 程度で求まる。ネガティブコントロールとしてメチルオイゲノールを用いてもよい。

測定方法 [測定例：試料数が1つ（4つの試料濃度×3連測定）の場合]

① コントロール用に3本，試料（4濃度）用に各3本のエッペンチューブをエッペン立てに準備する（3×5＝計15本）。

② まず，0.1 mol/L-トリス塩酸緩衝液（pH7.4）を，ピペットマンで700 μL ずつすべてのエッペンチューブに分注する。

③ コントロール用のエッペンチューブには EtOH を，試料用のエッペンチューブには各試料濃度の EtOH 溶液をそれぞれ60 μL 加える。添加する試料は吸光度測定時の最終濃度（測定溶液全量：700 μL＋60 μL＋440 μL＝1,200 μL）で計算し，事前に4つの試料（EtOH）溶液を準備しておくこと。

④ すべての試料を加え終わったら，DPPH ラジカル試薬（0.2 mmol/L-EtOH 溶液）を440 μL ずつ，30秒間隔で添加していく。DPPH ラジカル試薬添加後，すぐにエッペン用撹拌器（ボルテックスなど）で混合し栓をする。

⑤ 最後のエッペンに DPPH ラジカル試薬440 μL を添加して混合し，栓をしたら，エッペン立てごと冷暗所（実験台下の袋棚などがよい）に30分間放置する。

⑥ 時間になったら，DPPH ラジカル試薬を添加した順で，30秒おきに517 nm の吸光度を測定する。

⑦ 吸光度と試料濃度を方眼紙にプロットして近似直線を引くか，エクセルソフトで（重）回帰直線を計算すると，$y＝ax＋b$ の a と b の値が求まる。

⑧ 測定したコントロールの吸光度（平均値）の半分の値を y に代入し，x を求める。求めた x の値が試料の ED_{50} 値となり，DPPH ラジカルを50%捕捉するのに必要な測定試料の濃度で，この値が小さいほど抗酸化活性が強い。

⑨ ポジティブコントロールなど測定試料数を増やし，各 ED_{50} 値を求める。測定した試料間の抗酸化活性を比較し，構造と活性に関して考察する。

3 食品の香気成分分析

　食品における香りやにおいの質や強さは，そのおいしさや嗜好性に大きな影響を与える。それぞれの食品の香りやにおいは，多様な揮発性有機化合物で成り立っているが，構成する揮発性成分のうち，におい閾値が低い成分が特に香気成分として重要となる。

　香気成分の化学的特徴は，①比較的低沸点であること，②脂溶性であること，③低分子であることである。そのため，ガスクロマトグラフィ（GC）による分析が一般的である。しかし，香気成分の含有量は他の食品成分に比べて微量であり（ppm 〜 pptレベル），抽出濃縮操作の過程でロスしやすい。食品の形態，他の不揮発性脂溶性成分の有無などを考慮し，香気成分の抽出において工夫，注意が必要である。食品からの主な香気抽出法とその長所短所について表3-1に示した。

表3-1　食品からの香気成分の抽出法

①溶媒抽出法	サンプルを粉砕後，適当な有機溶媒に直接浸漬し，香気成分を抽出する方法。ジエチルエーテルやジクロロメタンなどの低沸点有機溶媒を用いるのが一般的。ただし，食品中に他の脂溶性成分が多く存在した場合，それらが邪魔をして濃縮ができなかったり，GC の注入口を汚したり，注入口の温度で分解したりすることもあるので，続いて④の SAFE 法を用いることも多い
②水蒸気蒸留抽出法	サンプルを水で煮熟し，水蒸気とともに揮発した香気成分を冷却捕集し，香気成分が微量に溶けた蒸留液を得る。その蒸留液にジエチルエーテルなどの低沸点溶媒を加え，振とう抽出する方法。加熱香気として得られるため，生鮮食材（野菜や果物など）には適さない
③ポーラスポリマー樹脂吸着法	ポラパック Q やテナックスなどのポーラスポリマー樹脂をカラムに充填し，そこに香気成分を含む水溶液を流し込み，香気成分をカラム樹脂に吸着させる。香気成分の脱着には，ジエチルエーテルなどの有機溶媒を使用する。ジュースや茶類，スープなどからの香気成分の抽出に適する。ポーラスポリマー樹脂は高価であるが，洗浄することで繰り返し使用が可能である
④ SAFE （Solvent Assisted Flavor Analysis）法	①のような直接抽出液を用いる。高真空下，特殊な装置を用い蒸留し，揮発性成分＋溶媒の画分と不揮発性成分を含む画分に分画することができる装置である。食品本来の香気成分画分が採取可能である点で定評があるが，特殊なガラス器具と高真空用の拡散ポンプが必要である
⑤ヘッドスペースガス法	サンプルをいれた密閉容器中の気相からガスタイトシリンジでその一部を取り，GC に直接導入する方法。実際に気相に存在する香気成分を溶媒抽出せずに分析が可能。ただし，GC への導入量には限界があるため，検出感度を上げるのが難しい
⑥ SPME （固相マイクロ抽出）法	シリンジ状のホルダーの先端に香気成分が吸着する特殊なファイバーを取り付けたものである。サンプルを入れた容器の気相でファイバー部分を一定時間暴露させ，香気成分を吸着させる。その後，ファイバーを GC 注入口に挿入し，加熱によって香気成分を脱着し，香気成分を GC に導入する。吸着時間や温度を調節することで，⑤のヘッドスペースガス法よりも高濃度の分析が可能である。しかし，ファイバーによって香気成分の吸着選択性があるので，注意が必要である

3-1 柑橘果皮に含まれる香気成分リモネンの定量分析

測定原理　オレンジやレモンなどの柑橘果皮には精油が多く含まれ，柑橘独特の爽やかな香気を呈する。精油成分には共通して揮発性モノテルペンであるリモネン(図3-8)が含まれる。

ここでは，柑橘果皮に含まれるリモネンの抽出と検量線を用いた定量法について述べる。柑橘果皮にはカロテノイドなど多くの不揮発性脂溶性成分も存在するが，リモネン含量が多いため，濃縮せずに分析できるので，直接溶媒抽出法での抽出が可能である。

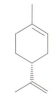

図3-8　D-リモネンの構造

試料　柑橘果実（レモン，オレンジ，ミカン，グレープフルーツなど）

試薬
1　ヘキサン
2　D-リモネン-ヘキサン標準溶液(検量線作成用)：例えば20 μg/mL，100 μg/mL など。

器具装置　ねじふた付きガラスチューブ，メスフラスコ(50 mL)，駒込ピペット，マイクロピペット，振とう器，ガスクロマトグラフィ(水素炎イオン化検出器付き)

〈GC(分析条件例)〉
カラム：CP-Sil-8CB(長さ30 m × 内径0.25 mm，膜厚0.25 μm，Agilent)
昇温条件：50℃(2分ホールド) → 5℃/分 → 280℃
注入口および検出器温度：280℃
流量：1 mL/分(ヘリウムガス)
注入モード：スプリット(スプリット比1：50)
検出器：水素炎イオン化検出器または質量分析計
D-リモネンの保持時間：10分

● 操 作

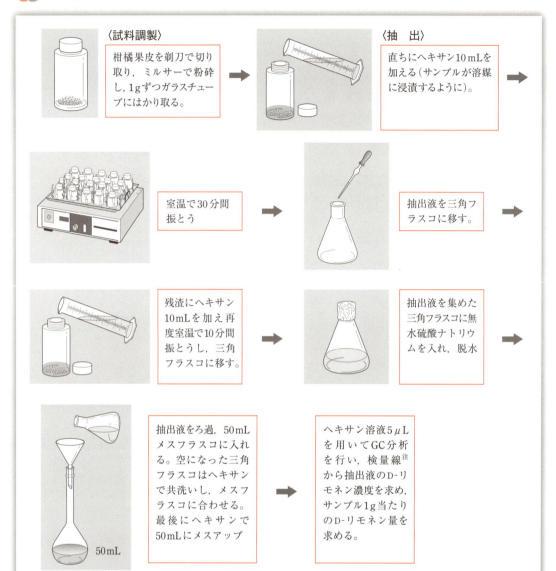

注意事項
注〕 試料のGC分析に先立ち，リモネン標準溶液を5μLずつGC分析して，「濃度−ピークエリア面積」の検量線を作成しておく。

計 算

$$\text{D-リモネン含量}(\text{mg}/100\,\text{g}) = \frac{A \times V}{W} \times 100 \div 1{,}000$$

A：検量線から求めた抽出試料液中のD-リモネン濃度（μg/mL）
V：抽出試料液量（mL）（3-1の前処理法の場合は50 mL）
W：試料採取量（g）（3-1での前処理法の場合は約1 g）

3−2　麦茶香気成分の抽出とピラジン類の分画と定性

測定原理　麦茶はその製造で焙煎工程を経るので，アミノカルボニル反応が進み香ばしい香気特徴をもつアルキルピラジン類を含む。また，大麦に含まれる，リグニン分解により生成し燻煙香に寄与する揮発性フェノール類も多く含む。

　ここでは，市販の麦茶を用いて香気成分をポーラスポリマー樹脂であるポラパックQを用いて香気成分を抽出し，香りをかいで香気特性を確認する。さらに，アルキルピラジン類は弱塩基性物質であることから，酸・アルカリ分配によって，アルキルピラジン画分を得，それらの香気特性の確認，GC-MS分析を行う（市販麦茶に含まれるアルキルピラジンの総量は0.8 μg/mL程度）。

試薬試料
1　メタノールに浸漬したポラパックQ：(50 - 80 mesh, SUPELCO) 15 mL[注1]
2　ジエチルエーテル：（通常BHTが抗酸化物質として添加されているため，蒸留したほうが望ましい）[注2]
3　2％塩酸水溶液
4　10％水酸化ナトリウム水溶液
5　市販の麦茶300 mL

注1　ポラパックQは何度も再利用可能である。使用後，カラムにメタノール，1％塩酸，精製水，1％水酸化ナトリウム水溶液，精製水，メタノールの順にそれぞれ100 mLずつ流し，洗浄する。

注2　ジエチルエーテルは，低沸点引火性有機溶媒であるため，換気のよい場所，またはドラフトで操作を行う。

器具装置　ガラスカラム，分液ろうと，ろうと，三角フラスコ，メスシリンダー，pH試験紙，ガスクロマトグラフィー（質量分析計，または水素炎イオン化検出器）

〔1〕　麦茶成分の抽出

実験原理　麦茶中の香気成分をポーラスポリマー樹脂吸着法で抽出する。糖やアミノ酸などの水溶性物質は樹脂に吸着せず水とともに溶出されるので，低分子である香気成分を効率よく抽出できる。

〈参考〉ポラパックQ樹脂吸着法

　ポラパックQは，元々ガスクロマトグラフィカラムの充填剤として利用されているものである。水に微量に溶けた香気成分の吸着力も強く，これまでに日本酒や果実類，ジュース，みそ汁など多くの液体状の食品からの香気成分抽出での研究報告がある。

■3　食品の香気成分分析　153

● 操 作

〈カラム準備〉

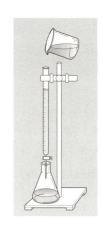

ガラスカラムをカラムスタンドに立て，メタノールに浸漬したポラパックQ樹脂を充填する。カラムに充填した樹脂中のメタノールをコックを全開にして完全に流下し，精製水150 mLを流し，置換する。

〈香気成分の吸着〉

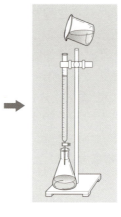

麦茶300 mLをカラムに流し，麦茶中の香気成分を捕集する。カラムのコックは少しあけて，1秒1～2滴落ちるように調節する。流出液のにおいをかいで，香気成分が捕集されていることを確認する。麦茶を全部流し終わったら，水50 mLをコック全開で流し，樹脂を洗浄し，水分をできるだけ除去する。

〈香気成分の脱着〉

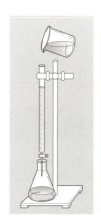

ジエチルエーテル100 mLを流し，樹脂に吸着された香気成分を溶出させる。

〈香気抽出液〉

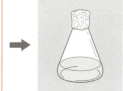

溶出液にろ紙をつけ，5，6回空気中で仰いだあと，においをかいでみる。

〔2〕 アルキルピラジン類の分画

● 実験原理　アルキルピラジン類が弱塩基性であることを利用し，香気抽出液（ジエチルエーテル抽出液）に塩酸水溶液を加えて，アルキルピラジン類を塩酸水溶液に転溶する。さらに，その塩酸水溶液をアルカリ性にし，ジエチルエーテルを加えることで，アルキルピラジン類をジエチルエーテル層に転溶し，他の香気成分と分画する。

操作

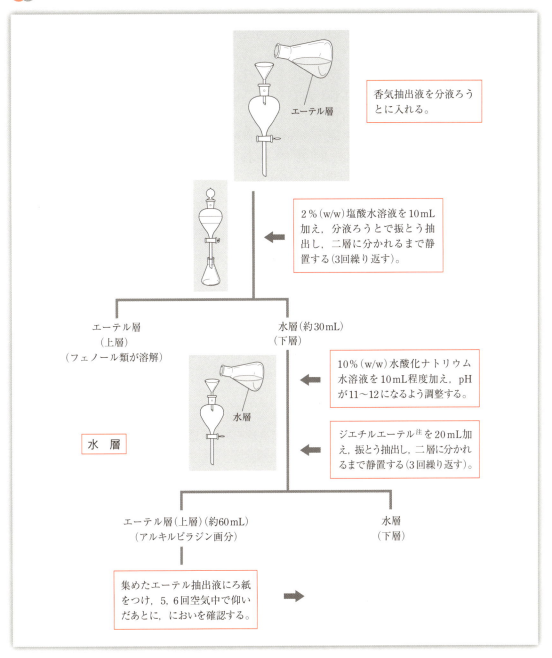

注意事項

注〕 ジエチルエーテルは低沸点引火性有機溶媒であるため,換気のよい場所,またはドラフトで操作を行う。

〔3〕 アルキルピラジン画分の GC-MS 分析〉

● 実験原理　　分画してもアルキルピラジン類以外の成分も含まれ，アルキルピラジンは異性体が多い

● 装　置　Agilent 6890/5972 GC-MS
〈GC-MS 分析条件例〉
カラム：DB-WAX（長さ30 m×内径0.25 mm，膜厚0.25 μm，Agilent）
昇温条件：40℃（5分ホールド）→ 4℃/分 → 240℃（10分ホールド）
注入口および検出器温度：240℃
流　量：1 mL/分（ヘリウムガス）
注入モード：スプリットレス
検出器：質量分析計（70 eV），
m/x 33-250
サンプル注入量：5 μL

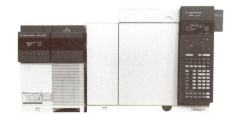

● 操　作

① エーテル層（アルキルピラジン画分）60 mL を蒸留水10 mL で3回洗浄後（分液ろうとで行う）三角フラスコに入れる。無水硫酸ナトリウムを加えて一晩脱水する。

② エーテル層を100 mL 容ナスフラスコへろ過後，ろ液を40℃湯浴中で濃縮（沸騰石を加える）。

③ 3 mL 程度に濃縮したら，パスツールピペットで5 mL ガラス試験管に入れ，窒素ガスを吹きつけて250 μL 程度まで濃縮し，GC-MS で分析する（図3-9）。

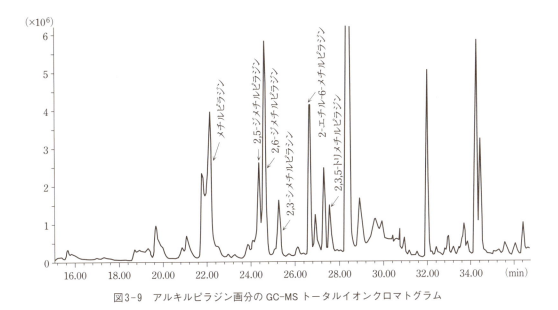

図3-9　アルキルピラジン画分のGC-MSトータルイオンクロマトグラム

〈主なアルキルピラジンの検出成分と保持時間〉
- メチルピラジン　　　　　　　methylpyrazine (22.14 min)
- 2,5-ジメチルピラジン　　　　2,5-dimethylpyrazine (24.36 min)
- 2,6-ジメチルピラジン　　　　2,6-dimethylpyrazine (24.60 min)
- 2,3-ジメチルピラジン　　　　2,3-dimethylpyrazine (25.25 min)
- 2-エチル-6-メチルピラジン　 2-ethyl-6-methylpyrazine (26.65 min)
- 2,3,5-トリメチルピラジン　　2,3,5-trimethylpyrazine (27.56 min)

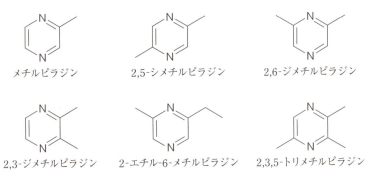

図3-10　各ピラジン類の化学構造

TIPS

1 主な実験器具

1−1 基本的な実験器具類

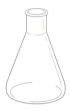
三角フラスコ

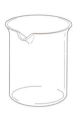
ビーカー

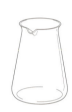
コニカルビーカー

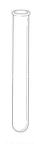
試験管

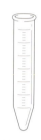
目盛付き試験管

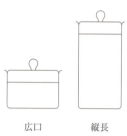
広口　　縦長
秤量びん

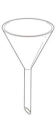
ろうと

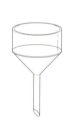
ガラスフィルター

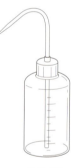
洗浄びん

時計皿

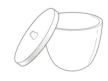
るつぼ

蒸発皿

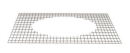
セラミック金網

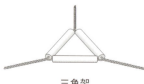
三角架

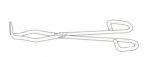
るつぼばさみ

1−2 反応用・蒸留用器具類

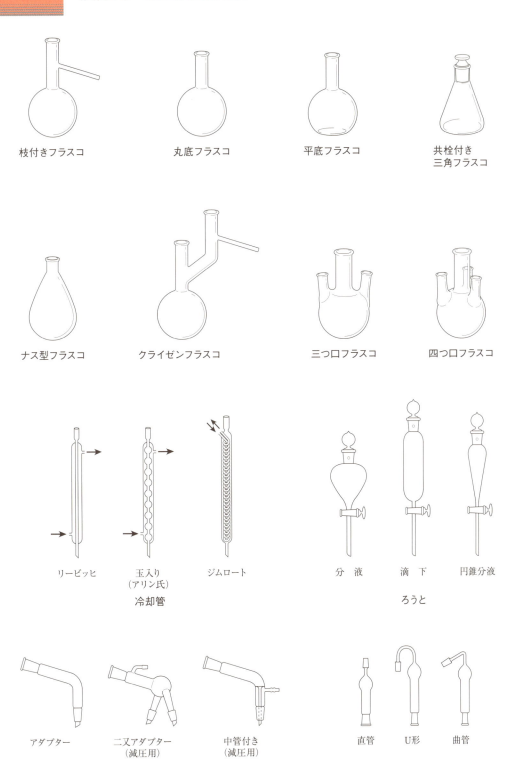

1-3 定量用器具

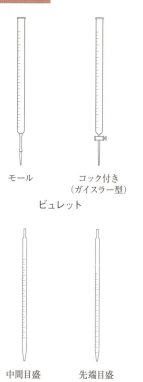

モール　コック付き
　　　　（ガイスラー型）
　　ビュレット

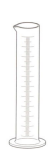

メスシリンダー

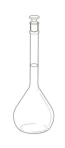

メスフラスコ

中間目盛　先端目盛
　　メスピペット

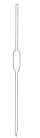

ホールピペット

駒込ピペット

1-4 乾燥用器具

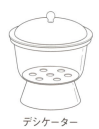

デシケーター

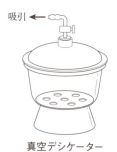

吸引 ←

真空デシケーター

1-5 ろ過用器具

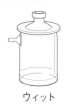

ウィット

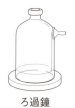

ろ過鐘

吸引びん

1-6　その他

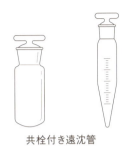
共栓付き遠沈管

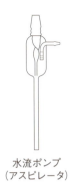
水流ポンプ
(アスピレータ)

2　すり合わせ器具

　　すり合わせ器具は，気密性(真空装置など)や耐熱性，耐薬品性の点で，ゴム栓やコルク栓では不適当な場合に用いられる。ただし，すり合わせ(ガラス)器具は，すりの数や加工の難易度に応じて高価になっていくことから，くれぐれも破損しないよう取扱いに注意すること(例：300 mL 三型フラスコ→700円，同すり合わせ付き→3,400円；すりが1か所つくごとに約3,000円高くなると見積もればよい)。

(1)　すり合わせの種類と精度

　　すり合わせにも共通の共栓びんのような粗い「機械すり」から，エーテルなどの有機溶媒が漏れないように細かく仕上げた「エーテルすり」や高真空用コックに用いられる「真空すり」，曇りのない「透明すり」などのタイプがある。使用前にはすり合わせの合い具合を調べておくことが肝心である。しかし，決して何もつけない乾いた状態で合い具合を試さないこと(すり合わせがわるくなる)。必ず水か，実験で使用している溶媒，グリースや真空コックグリースなどをごく少量(数滴程度)つけてから合い具合を確認すること。よいすり合わせの状態だと，すり合わせ部分が均一に透明となり，軽くスムーズに動く。もし合っていない場合には，不具合の箇所が不透明に抜けたり，回転がぎこちなく，抵抗感がある。特にエーテルを用いる化学実験の場合，分液ろうとのコックがしっかり合っていないとエーテルが漏れてしまうことがあるので，十分調べてから使用すること。なお，最近ではテフロン製のコックがガラスすりのコックにかわって汎用されている。この場合，テフロン製コックの表面を傷つけないよう丁寧に扱うこと。

(2)　すり合わせの型式

　　共栓付きフラスコや，すり合わせ装置には，①個別にすり合わせサイズをもつもの，②共通すり合わせ，③ユニバーサル(全共通)すり合わせなどがあ

る．全共通すり合わせは，現在 JIS 規格のもの（表 1, 2）の長形の型が一般に使用されている．蒸留装置やエバポレーターのジョイント部分には，球面すり合わせが使われている．

表 1　共通テーパーすり合わせ寸法（JIS R-3646 ～ 8）

（単位：mm）

長形				中形				短形			
記号	大経	小経	長さ	記号	大経	小経	長さ	記号	大経	小経	長さ
⊤ 5/20	5.0	3.0	20 ± 1	⊤ 5/12	5.0	3.8	12 ± 1				
⊤ 7/25	7.5	5.0	25 ± 1.5	⊤ 7/15	7.5	6.0	15 ± 1				
⊤ 10/30	10.0	7.0	30 ± 2	⊤ 10/18	10.0	8.2	18 ± 1	⊤ 10/10	10.0	9.0	10 ± 1
⊤ 12/30	12.0	9.0	30 ± 2	⊤ 12/18	12.0	10.2	18 ± 1	⊤ 12/10	12.0	11.0	10 ± 1
⊤ 14/35	14.5	11.0	35 ± 2	⊤ 14/20	14.5	12.5	20 ± 1	⊤ 14/10	14.5	13.5	10 ± 1
⊤ 15/25*	15.5	13.0	25 ± 2								
⊤ 15/35	15.5	12.0	35 ± 2	⊤ 15/20	15.5	13.5	20 ± 1	⊤ 15/10	15.5	14.5	10 ± 1
⊤ 19/38	18.8	15.0	38 ± 2	⊤ 19/22	18.8	16.6	22 ± 1.5	⊤ 19/10	18.8	17.8	10 ± 1
⊤ 24/40	24.0	20.2	40 ± 2	⊤ 24/25	24.0	21.5	25 ± 1.5	⊤ 24/12	24.0	22.8	12 ± 1
⊤ 29/42	29.2	25.0	42 ± 2	⊤ 29/26	29.2	26.6	26 ± 1.5	⊤ 29/12	29.2	28.0	12 ± 1
⊤ 34/45	34.5	30.0	45 ± 2	⊤ 34/28	34.5	31.7	28 ± 1.5	⊤ 34/12	34.5	33.3	12 ± 1
⊤ 40/50	40.0	35.0	50 ± 2.5	⊤ 40/35	40.0	36.5	35 ± 2	⊤ 40/12	40.0	38.8	12 ± 1
⊤ 45/50	45.0	40.0	50 ± 2.5	⊤ 45/40	45.0	41.0	40 ± 2	⊤ 45/12	45.0	43.8	12 ± 1
⊤ 50/50	50.0	45.0	50 ± 2.5					⊤ 50/12	50.0	48.8	12 ± 1
⊤ 55/50	55.0	50.0	50 ± 2.5					⊤ 55/12	55.0	53.8	12 ± 1
⊤ 60/50	60.0	55.0	50 ± 2.5					⊤ 60/12	60.0	58.8	12 ± 1
⊤ 71/60	71.0	65.0	60 ± 3					⊤ 71/15	71.0	69.5	15 ± 1

すり合わせテーパー：1/10　　テーパーの許容誤差：長さ 10 mm に対し ± 0.006 mm
許容誤差のない寸法は標準寸法とする．
＊15/25 は JIS 規格には指定していない．

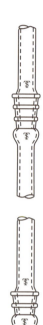

表 2　共通球面すり合わせ寸法（JIS R-3651）

（単位：mm）

記号	12/1	12/2	12/3	12/5	18/7	18/9	22/9*	28/12	28/15	35/20	40/25*	50/30*
球径	12.0	12.0	12.0	12.0	18.0	18.0	22.0	28.0	28.0	35.0	40.0	40.0
孔径（略）	1	2	3	5	7	9	9	12	15	20	25	30
管外径（略）**	8	8	8	8	10	12	13	16	19	25	30	36

各寸法は標準寸法を示す．
＊ 22/9, 40/25, 50/30 は JIS には指定していない．
＊＊管外径は JIS には指定していない．

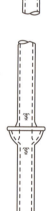

（3）すり合わせ器具の取り扱い上の注意

① 全共通でないすり合わせ器具は，その組み合わせがバラバラにならないよう必ずひも（たこ糸など）で結んでおくとよい．文字や記号などを油性マジックで書いても消えてしまう．すり合わせが一度ちぐはぐになった場合，元の組み合わせに戻すのは不可能に近いので十分に注意する．

② 実験後，すり合わせ付き器具をそのまま放置すると，すりの部分が外れなくなることがよくある。特に，分液ろうと操作でよく使うアルカリ性溶液の場合は，使用中でもこまめにすり部分をはずしたり，使用後には早く洗浄することを心がける。洗浄後，決してすりを合わせたまま器具を乾燥しないこと。乾燥後は，すりの部分に紙(薬包紙など)を挟んですりどうしがかみ合わないようにしてからしまうこと。また，加熱実験で用いたすり合わせ器具は，危険でなければ，冷えないうちにすり合わせをはずしておくとよい。

③ すり合わせが取れなくなった場合は，外側を熱湯やドライヤーで温めながら，栓を木槌でたたくとよい(金槌では当然ガラス器具が割れる)。内側に水が通せる場合は，石けん水を利用したり，温めてすぐに急冷を繰り返しながら，木槌でたたくとよい。また，器具を十分に乾燥させたのち，バーナーのごく弱い火で外側を加熱して外す方法もある。

④ 試薬溶液がしみ込んだまま長期間放置すると，乾燥によりすりの隙間に試薬の結晶が析出して全く動かなくなることがある。③と同様の方法で外すか，試薬に応じた溶剤(石油，アルコール，界面活性剤液など)に一晩浸してから外す操作を繰り返してもよい。

⑤ デシケーターのふたが取れなくなった場合は，グリースが固くなったことが原因であることが多いので，湯に浸した雑巾やドライヤーですり合わせ部分を温めたのち，すり合わせの間に薄い鉄片(歯の薄い包丁やナイフなど)を当て，木槌で軽くたたきこむと開く。

3 プラスチック製品の種類と取り扱い

　　　厳密な化学実験におけるプラスチック製品の使用にあたっては，「プラスチック総合カタログ」などの巻末に物性と耐薬品データなどがまとめられていることが多いので参照すること。ここでは，代表的なプラスチック製品についてまとめてある(カッコ内の英語は略号)。

● ポリスチレン製品(PS)：熱変形温度は75～100℃と低い。アルカリ類，塩類，希薄酸類には侵されないので使用可。高級(長鎖)アルコール，ケトン，強酸類では軟化し，芳香族炭化水素，エステル，エーテルにも溶解するので使用不可。耐薬品性は低く，使用可能範囲が狭いので，実験使用時には注意を要する。

● ポリエチレン製品(PE)：熱変形温度はポリエチレン製品(密度の差)によって異なるが，だいたい40～100℃と低い。強酸では劣化して使用不可だが，強アルカリには強いので使用可。60℃以上だと芳香族溶媒に溶解してしまうため使用不可。蒸留水容器などの製品に用いられている。

● ポリプロピレン製品(PP)：熱変形温度は110～120℃，耐薬品性はよく，酸やアルカリ，一般的な溶媒には侵されないので利用範囲は広い。ただし，四塩

化炭素などの塩素化溶剤やニトロ系溶剤には極端に弱いので使用不可。一般家庭の保存調理容器(タッパー)にも多用されている。

- **メチルペンテン樹脂(TPX, PMP)**：熱変形温度は40〜90℃と低い。強アルカリには強いが強酸には弱い。一般的な溶媒には侵されないが，塩素化溶剤やニトロ系溶剤，芳香族系炭化水素には使用不可である。加工性と耐久性のよさから，高価なステンレス管にかわる管製品(例：LCの配管)の需要が伸びている。

- **メタクリル樹脂(アクリルを含む)製品(MA)**：化学名はポリメチルメタアクリレート。熱変形温度は100〜110℃で，強酸，強アルカリには少し侵される。ケトン，エステル，塩素化炭化水素，芳香族炭化水素には溶解してしまうので使用不可。アルコール，石油系炭化水素には不溶なので使用可。アクリル製品は，特殊ボンドなどにより接着された角形容器が多い。メタクリル樹脂製品では，安価かつ透明度が高い利点を生かして，使い捨てタイプの分光光度計セルに用いられているものもある。

- **塩化ビニール樹脂(PVC)**：熱変形温度は40〜80℃と極端に低い。可塑性には優れているが，有機溶媒全般に弱く使用不可である。さらに軟質の塩化ビニールは，強酸や強アルカリに対しても弱いので使用不可。

- **フッ素樹脂製品(PTFEなど)**：米国デュポン社の登録商標であるテフロンに代表されるような，ポリテトラフルオロエチレン系の樹脂。耐薬品性は極めてよく，強酸や強アルカリに加え，常温ではほとんどすべての有機溶媒の影響を受けない。容器，チューブ，コック，シートなどに用いられているが，硬度が高いため細かい加工を伴う製品は製造されていない。硬度を下げるために，エチレン系との共重合製品などが出ている。高価なものが多い。

- **シリコーン製品(Si)**：プラスチックよりもゴム製品に分類されるかもしれないが，シリコーンゴムとして管やキャップなどの製品に多く利用されている。耐熱性は極めて良好(250℃まで変化なし)。撥水性も良好。微生物実験のシリコ栓が有名な商品例である。一般的な試薬や医薬品，工業薬品には侵されないので，その利用範囲は広い。ただし，価格は高価なものが多い。

- **サランラップ**：化学的には塩化ビニリデンと塩化ビニールの共重合物であり，他のラップ類同様，可塑剤を含有している。耐水性は良好でガス透過率が極度に低く密封性がよい。サランラップはアルカリ，アルコール類に対する耐薬品性はよいほうだが，他のラップ製品の中には有機溶媒に極端に弱い(可塑剤が溶け出してしまう)ものがあるので注意する。

- **パラフィルム**：そもそもは米国の会社の登録商標。引っ張り自在な薄いフィルム。水や酸・アルカリには強いが，有機溶媒には弱いので浸ってしまう箇所では決して用いないこと。水溶液系試薬びんやフラスコの口，試薬びんの口のシールに最適。シールの仕方は，フィルムの1か所を口の端で抑え，必ず引っ張り延ばしながら(広げながら)何重にもカバーをするようにシールする。アルミホイルのように，そのまま押さえつけただけでは密封度が増さないの

で，器具が倒れたときに口から溶液などが漏れてしまう。

注〕その他のプラスチック製品としては，ポリカーボネート製品(PC)，ABS 樹脂製品(ABS)，アセタール樹脂製品(POM)，ナイロン製品(PA－66N)，アクリロニトリル製品(PAN)，アクリレートスチレン製品(MS)などがある。

4　器具の洗浄と乾燥

　　分析とは，測定原理に基づき試料を決められた試薬や操作で処理していくことである。よって，手順を順守し正確に操作を行っていくことは重要であるが，実験操作中に異物が混入(コンタミネーション)することはあってはならない。また，その可能性がある場合，得られたデータに信頼性がない。よって，異物混入を回避するために，実験操作を慎重に行うことはもとより，実験準備の段階で使用する器具，機器の洗浄，整備は非常に重要となる。

　　授業における実験の場合，一つの器具を不特定多数が多くの操作に用いるため，後に使用するものへの配慮が必要である。また，実験器具の用途や性質をよく理解し扱うことが重要であるとともに，常に清潔な器具を用いて，信頼性のある分析データの取得を常に心がける必要がある。

　　実験器具は，金属製品，ガラス製品，プラスチック製品に大きく分かれるが，基本的には使用後に次の手順に従って洗浄を行う。

〈廃液処理〉

　　器具に残った試薬の廃棄処理を行う。廃液は，所定の分類法に従い分別回収し，むやみに排水に流さない。配管の腐食や環境汚染に結びつく。

〈洗浄前〉

　　まず器具に破損が無いことを確認する。特にガラス器具に割れや欠けがあった場合は，直ちに廃棄する。ただし，高額な器具は補修可能な場合があるので，指導者に確認する。また，小さな器具を誤って廃棄しないように，使用した器具の数も確認する。

〈洗浄〉（普通洗浄法）

　　水で器具を洗浄後，中性洗剤を用いスポンジやブラシで丁寧に洗浄する。十分な水洗の後，器具に蒸留水を2度かける(リンス)。蒸留水は洗浄瓶に入れて用いる。リンス後に，ガラス器具の内壁に水が一様に濡れている状態が清浄である。水がはじけて水滴となっている場合は洗浄が不十分であるので，再度洗浄する(ただし，ガラスに傷がついている場合も水をはじく)。洗浄後は直ちに乾燥を行う。

　　メスフラスコ，メスシリンダー，メスピペット，ビュレットなど正確に容量を測定する器具類は，その内部をブラシ等で洗浄してはならない。傷がつくことで容量に狂いが生じる。専用洗浄剤への浸漬と，徹底的な流水洗浄が基本となる。

■4　器具の洗浄と乾燥　165

〈汚れが落ちない場合〉

　　浸漬用器具洗剤を用い，規定時間の浸漬後，十分に水洗する。ピペットやビュレット等も同様に扱い，ピペット洗浄機を用いて十分に水洗する。汚れがひどい場合は，超音波洗浄機の使用も有効である。脂質等の定量後の器具に付着した油脂は，まず少量の有機溶媒にて油脂を落とし，その後洗浄する。

〈器具の乾燥〉

　　自然乾燥と加熱乾燥がある。加熱乾燥法では，短時間で乾燥が可能である。定温乾燥器や送風定温乾燥機にて約100℃前後での加熱乾燥を行ってもよい。乾燥温度と時間は，器具によって設定を調整する。

　　容量測定を行う器具は，加熱膨張により容量が変化するため，自然乾燥もしくは，常温付近での通風乾燥を行う。容量測定用器具を急速に乾燥したい場合は，少量のエタノールなどの有機溶媒ですすぎ，ドライヤーなどで通風乾燥する。

実験器具

　　実験器具といってもいろいろな種類がある。器具によって制約があるので，最初は戸惑うかもしれない。きれいに洗浄すること，しっかり乾燥させることは基本であるが，素手で触ってはいけない部分，ブラシを使ってはいけない器具，壊れやすい箇所など，注意することはたくさんある。研究活動としての実験では，精度が問われるので，扱い方にミスがあってはならない。データの再現性にも大きく影響する。しかし，洗浄作業からは多くのことを学べる。器具の見方の視点も変わってくる。飲食店の新人が皿洗いばかりしているのは，むしろ料理人としての心構えを育むのに必要な修行なのかもしれない。面倒でも基本に忠実に，洗浄から多くを学んでほしいと思う。

5 一般試薬の調製法

5-1 溶 媒

通常，試薬を溶解させる溶媒として水を用い，水溶液とすることが多い。この場合，水は脱イオン水，蒸留水，RO水など（いわゆる純水）を用いる。実験目的によっては，超純水（比抵抗15〜18MΩ・cm以上）が必要となる場合もある。

水に溶けない試薬の場合は，試薬の性質と使用目的をよく調べ，適切な溶媒を決める。一般的に用いられる有機溶媒として，メタノール，エタノール，アセトニトリルなどの親水性溶媒や，ヘキサン，塩化メチレン，クロロホルム，ベンゼンなどの疎水性溶媒がある。

5-2 パーセント濃度試薬の調製

① 質量パーセント濃度（%，wt%あるいはw/w%）：溶液100g中に溶存する溶質のグラム数を示す。

　〔例〕　5%溶液を50g調製したい場合，2.5gの溶質を47.5gの水に溶かす。47.5gの水は47.5mL（cm³）としてメスシリンダーではかることも可能。

② 質量/体積パーセント濃度（w/v%）：溶液100mL（cm³）中に溶存する溶質のグラム数で示したもの。たとえば，オキシドールは2.5〜3.5w/v%と表示されている。なお，体積は温度の影響を受けるので，20℃で調製した溶液試薬は30℃で溶液の体積が膨張し，濃度が小さくなることがある。

③ 体積パーセント濃度（vol%またはv/v%）：溶質の体積を溶液の体積で除して100を乗ずる。

　〔例〕　70%（v/v）エタノールを調製する場合，70mL（cm³）のエタノールに水を加えて全量を100mL（cm³）にする。

　　注〕エタノール70mLと水30mLを混ぜると体積が減少し，100mLにならないため，厳密には70%エタノールとはいえない。このようにして混合した溶液は，エタノール：水（7：3，v/v）などと表示するのが正しい。

5-3 モル濃度試薬の調製

① 体積モル濃度（mol/dm³，mol/L）：溶液1L（dm³）に溶存する溶質のモル数（mol）で表す。

　〔例〕　0.5mol/L溶液を200mL（200cm³ = 0.2dm³ = 0.2L）調製したい場合，0.1モルに相当する物質をはかり，水に溶かして全量を200mLにする。溶質が塩化ナトリウムならば5.84g，グルコースならば18.0g

をはかる。定容はメスフラスコ（全量フラスコ）を用いて行う。

　　なお，質量/体積パーセント濃度（w/v%）と同様に，この濃度は温度の影響を受ける。

② 質量モル濃度（m, mol/kg）：溶媒1kgに溶存する溶質のモル数で表す。この濃度は温度の影響を受けない。

5-4　規定度

　　規定度は，現在は正式には用いられなくなったが，酸・塩基，酸化剤・還元剤などの反応に要する物質量を表すのに便利であり，今でも使用されることがあるため，解説しておく。

　　規定度は，単位体積（1L）に含まれるグラム当量数を表すものであり，酸・塩基反応などの化学反応において1モルに相当する反応を完了させるのに必要な物質量である。すなわち，体積モル濃度に酸・塩基や酸化剤・還元剤の（反応に関係する）価数を乗じたものである。価数は，1モルの酸・塩基が何モルの水素イオン（H^+）・水酸化物イオン（OH^-）を供給できるか，あるいは1モルの酸化剤・還元剤から何モルの電子（e^-）が出入りするかで決まる。

〔例〕　塩酸や水酸化ナトリウムは一価，硫酸や水酸化カルシウムは二価である。チオ硫酸ナトリウムは還元剤として一価，酸化剤として過マンガン酸カリウムは酸性条件下で五価，塩基性条件下では三価である。

表3　市販の液状試薬の濃度

試薬名 （化学式）	比重 （15℃/4℃）*	百分率濃度 （%, w/w）	モル濃度 mol/L（M）	規　定 N
塩酸（HCl）	1.19	36	12	12
硝酸（HNO₃）	1.42	70	16	16
酢酸（CH₃COOH）	1.06	98	17.3	17.3
硫酸（H₂SO₄）	1.84	96.2	18	36
リン酸（H₃PO₄）	1.71	85	14.8	44.4
アンモニア水（NH₄OH）	0.90	28	15	15
過酸化水素（H₂O₂）	1.11	30	9.7	19.4

＊15℃の試薬と4℃の水の重さの比（＝d¹⁵₄）

表4 酸化剤・還元剤の価数

酸化剤，還元剤（化学式）	酸化剤としての価数	還元剤としての価数
過酸化水素（H_2O_2）	2	2
亜硫酸ナトリウム（Na_2SO_3）		2
亜硫酸水素ナトリウム（$NaHSO_3$）		2
酸化マンガン（IV）（MnO_2）	2	
過マンガン酸カリウム（$KMnO_4$）	1，2，3，4，5	
過ヨウ素カリウム（KIO_4）	1，2，4，6，8	
ヨウ素（I_2）	2	
次亜塩素酸ナトリウム（$NaClO$）	1，2	
塩素酸カリウム（$KClO_3$）	1，2，4，6	
チオ硫酸ナトリウム*（$Na_2S_2O_3$）		1

5−5 　微量の溶質が溶存している場合の濃度表示

ppm（百万分率濃度，parts per million）：$\dfrac{溶質の質量(g)}{溶液の質量(10^6 g)} = mg/kg$

またはmg/L，mg/dm^3，g/m^3

ppb（十億分率濃度，parts per billion）：$\dfrac{溶質の質量(g)}{溶液の質量(10^9 g)} = \mu g/kg$

またはμg/L，μg/dm^3，mg/m^3

5−6 　液体試薬のうすめ方

　実験を行うにあたり，市販されている濃度の高い試薬を希釈して，目的とする濃度の試薬を調製することが多い。その場合，下記の手順で行うとよい。

① まず何倍に希釈すればよいかを計算する。

② 調製しようとする目的濃度の試薬の必要量を決定する。

③ 必要量を希釈倍数で除した量の市販試薬をはかり取り，あらかじめ用意した水の中に加え（水で希釈する場合），最終的に必要量に合わせればよい。

　特に，18 mol/L硫酸の希釈に際しては，大量の発熱があるので必ず水の中に硫酸を加えるようにする。塩酸，硝酸，アンモニア水など気体を発生する試薬の場合は，ドラフト内で作業する。

　〔例〕　6 mol/L硫酸を調製したい場合，市販の18 mol/L硫酸を3倍に希釈すればよいので，必要量が30 mLであれば，水20 mL中に18 mol/L硫酸10 mLを加える。

6 緩衝液の種類と調製法

緩衝液(単にバッファー，buffer)は，その中に含まれる弱酸あるいは弱塩基の電離平衡が移動することにより，酸や塩基の添加などに伴う pH が非常に小さくなって，当初の pH を維持するはたらきがある。食品にも含まれる酵素やたんぱく質，核酸などの高分子両性電解質の活性測定や分離，精製などの実験においては必ず使われる。緩衝液には，最適な緩衝能を示す pH 領域がある。また緩衝能の強さは，濃度(濃いほど強い)や液温(緩衝液に因る)と関係がある。緩衝液の選択には，希望する pH 領域で，反応に影響を及ぼさず試料変性を引き起こさないものを選ぶ。酵素反応の場合，よく Mg^{2+} や Mn^{2+} と錯体形成する無機イオンがあるので注意する。緩衝液の作り方は，以下の2通りがある。

① **多塩基酸や多酸塩基の場合**

2つのイオン種の溶液を，それぞれ最終濃度で作成し，混合して求める pH 緩衝液を調整する。

〔例〕：1/15 mol/L リン酸緩衝液(pH 7.0)

1/15 mol/L のリン酸濃度となるように，1/15 mol/L Na_2HPO_4(HPO_4^{2-}側)と 1/15 mol/L KH_2PO_4($H_2PO_4^-$側)をそれぞれ調製する。スターラーバーなどを用いて片方の溶液を撹拌しつつ，もう片方を加えて pH 電極にて目的の pH にする。概ねの混合比と pH の値は以下の通りである(水温20℃)。

表5 混合比率と緩衝液の pH値

1/15M KH_2PO_4	8	7	6	5	4	3	2
1/15M Na_2HPO_4	2	3	4	5	6	7	8
pH	6.24	6.47	6.64	6.81	6.98	7.17	7.38

② **これ以外の場合**

終濃度よりも2倍程度濃い弱酸あるいは弱塩基水溶液をまず調製し，ここに，やはり10倍程度濃い濃度の強塩基あるいは強酸水溶液にて pH を合わせ，最後に目的の最終濃度となるように少量の水で定容する。トリス・塩酸バッファーの場合，一つのイオン種のみを用いて(この場合トリス)緩衝液の濃度とする(注：①の場合でも②と同様に一つのイオン種のみを用いて pH を合わせるものもある)。

表6　代表的な緩衝液の組成とpH領域

化合物名	pK（25℃）	使用可能範囲
CH₃COOH-CH₃COONa（酢酸-酢酸ナトリウム）	4.76（酢酸）	3.7～5.6
NaH₂PO₄-Na₂HPO₄（リン酸二水素ナトリウム-リン酸水素二ナトリウム）	7.20（リン酸，pK₂）	5.8～8.0
NaHCO₃-Na₂CO₃（炭酸水素ナトリウム-炭酸ナトリウム）	10.33（炭酸，pK₂）	9.2～10.8
Tris*-HCl（トリス-塩酸）	8.06（トリス）	7.1～8.9
Na₂B₄O₇-HCl（四ホウ酸ナトリウム-塩酸）	9.23（ホウ酸）	8.1～9.0
Na₂B₄O₇-NaOH（四ホウ酸ナトリウム-水酸化ナトリウム）	9.23（ホウ酸）	9.3～10.7
glycine-NaOH（グリシン-水酸化ナトリウム）	9.78（グリシン，pK₂）	8.6～10.6
Na₂HPO₄-NaOH（リン酸水素二ナトリウム-水酸化ナトリウム）	12.33（リン酸，pK₂）	11.0～11.9

＊　Tris（hydroxymethyl）aminomethane
＊＊化学便覧，基礎編 II　緩衝溶液を参照。

> 緩衝液の緩衝能の強さはβ値で表される。β値は，強塩基を加えた際のpH変化量から求める。加えた塩基の濃度を変化したpHの値で割るとβ値が得られる。この値が大きいほど緩衝能が強い。ただし，β値が求められていないことも多い。

7　有機溶媒の性質一覧

　有機溶媒は，分析化学実験や有機化学実験などでは非常に多用される試薬で，もちろん通常では溶媒自身は反応しない。したがって，溶媒の選択や使用する溶媒の純度を決定すること，およびその有機溶媒の物理化学的性質を把握していくことはきわめて重要である。

　有機溶媒の最も一般的な不純物は水である。溶媒は純粋であるほうが望ましいことはもちろんであるが，使用目的に応じた精製法や，分析精度や合成レベルに合わせた有機溶媒も市販品が入手可能である。有機溶媒にも一般試薬同様，特級，一級などの等級や特殊用途がある。通常の反応および抽出等には一級品をそのまま，あるいは乾燥・蒸留して用い，高精度分析や物理常数を求めるような化学実験では特級品や特殊用途品を使用する。

　有機溶媒の一覧と性質を表7にまとめた。

　有機溶媒の毒性や人体に及ぼす影響に関しては，随時，更新されている。この表は2017年8月現在のものである。

表7 溶媒の性質一覧表

	分子式	沸点(℃)	融点(℃)	比重	水の溶解度(%)	水に対する溶解度(%)	水との共沸温度(℃)(組成)	引火性	爆発性	毒性
炭化水素溶媒										
n-ヘキサン	C_6H_{14}	68.7	- 95	0.66	0.01	0.014	61.6	◉	○	○
シクロヘキサン	C_6H_{12}	80.7	6.6	0.78		0.01	69　(91%)	◉	○	
ベンゼン	C_6H_6	80.1	5.5	0.87	0.05	0.18	63.9(91%)	◉	○	○
トルエン	$C_6H_5CH_3$	110.6	- 95	0.86		0.63	84.1(87%)	◎	○	○
石油エーテル	飽和炭化水素の混合物	30〜50			ヘキサンに類似			◎	○	
石油ベンジン		50〜80						◎	○	
リグロイン		80〜100						◉	○	
ハロゲン化炭化水素溶媒										
ジクロロメタン	CH_2Cl_2	40.0	- 96.7	1.33	0.20	1.32	38.1(98.5%)			◎
クロロホルム	$CHCl_3$	61.2	- 63.5	1.49	0.07	0.82	56.1(97.8%)			○
四塩化炭素	CCl_4	76.3	- 23.0	1.58	0.01	0.08	66　(95.9%)			○
エーテル系溶媒										
ジエチルエーテル	$C_2H_5OC_2H_5$	34.5	-116	0.71	1.47	6.59	34.2(98.7%)	◉	◎	
テトラヒドロフラン	$\begin{matrix}CH_2CH_2\\CH_2CH_2\end{matrix}\rangle O$	65.4	-108	0.89	∞	∞	63.2(94.6%)	◉	◎	
ジオキサン	$O\langle\begin{matrix}CH_2CH_2\\CH_2CH_2\end{matrix}\rangle O$	101.3	11.8	1.03	∞	∞	97.8(82%)	◎	○	
1,2-ジメトキシエタン（グライム）	$CH_3OCH_2CH_2OCH_3$	85.2	- 69	0.87	∞	∞		○	○	
ジグライム	$\begin{matrix}CH_3OCH_2CH_2\\CH_3OCH_2CH_2\end{matrix}\rangle O$	162.0	- 64	0.95	∞	∞		○		
アルコール系溶媒										
メタノール	CH_3OH	64.5	- 97.5	0.80	∞	∞	共沸しない	◎	○	○
エタノール	CH_3CH_2OH	78.3	-114.5	0.79	∞	∞	78.2(96%)	◎	○	
メチルセロソルブ	$CH_3OCH_2CH_2OH$	124.4		0.96	∞	∞	99.9(22.2%)	○		
フェノール	C_6H_5OH	181.7	40.9	1.06	28.7	8.66	99.6(9.2%)			◎
n-ブタノール	$CH_3CH_2CH_2CH_2OH$	117.7	- 89.5	0.81	20.5	7.45	92.7(57.5%)	○		
t-ブタノール	$(CH_3)_3COH$	82.4	25.7	0.79	∞	∞	79.9(88.2%)	◎		
その他の溶媒										
アセトン	CH_3COCH_3	56.2	- 95.3	0.79	∞	∞	共沸しない	◎	○	
アセトニトリル	CH_3CN	81.6	- 45.7	0.78	∞	∞	76.7(84.1%)	◎		
酢酸エチル	$CH_3COOC_2H_5$	77.1	- 84	0.90	3.30	8.08	70.4(91.5%)	◎		
ジメチルホルムアミド	$(CH_3)_2NCHO$	153.0	- 61.0	0.94	∞	∞		○		
ジメチルスルホキシド	CH_3SOCH_3	189	18.5	1.10	∞	∞				
二硫化炭素	CS_2	46.3	-112	1.27	0.01	0.29	42.6(97.2%)	◉	○	○
酢酸	CH_3COOH	117.7	16.6	1.05	∞	∞	共沸しない			◎
ピリジン	C_5H_5N	115.6	- 41.8	0.99	∞	∞	94　(57%)			○
ニトロベンゼン	$C_6H_5NO_2$	210.8	5.76	1.21		0.21	98.6(12%)			◎

引火性：◉きわめて引火性であるから火気のないことを確かめてから使用する。
　　　　◎引火性であり，火気に十分注意して使用する。
　　　　○引火性ではあるが，危険性はない。
爆発性：◎空気との混合により爆発性を示す可能性があるほかに，過酸化物の生成により溶媒それ自身が加熱で爆発する可能性があるもの。
　　　　○空気と適当に混合すると常温で爆発性となる可能性があるもの。
毒　性：◎蒸気の吸入だけでなく，皮膚に付着しても障害をおこすもの。
　　　　○蒸気を吸入すると有害なもの。

172　■TIPS

8 乾燥方法(固体，液体，気体)

（1） 固体の乾燥法

　固体試料の乾燥には，主にデシケーター(TIPS：主な実験器具図参照)が使われる。デシケーターにも常圧と減圧があり，減圧のほうが乾燥速度は速い。デシケーター内に入れる乾燥剤として適しているものは，粒状シリカゲル(濃青色で乾燥状態，赤変すると乾燥力を失っているので125℃で十分濃青色に戻るまで加熱乾燥する)，五酸化二リン，塩化カルシウム(粉，粒)などがある。

　食品や植物などの水分を多く含む試料の乾燥には，凍結乾燥が適している。

（2） 液体の乾燥法

　溶媒(主に有機溶媒など)の乾燥には，乾燥剤がよく用いられる。乾燥剤の種類とその特性を以下の①〜⑩にまとめた。純合成などで用いる溶媒の場合，一般に乾燥処理したあと蒸留して精製することが多い。その蒸留法には，常圧単蒸留や減圧蒸留，分別蒸留，水蒸気蒸留などがある(蒸留装置例は図1参照)。

　蒸留直後に素早く使用する。または，125℃で一晩以上乾燥したびんに入れセプタムキャップシールをして保存するか，乾燥したアンプル管に入れ封かんすると長く乾燥状態を保てる。市販品の無水溶媒もこの方法で調製され，保存されている。モレキュラーシーブなど反応性のない乾燥剤を加えておくという方法もある。ただ，いつまでも空気中にさらされた蒸留溶媒やアンプル管の封が一度開けられた乾燥溶媒は，もはや十分な乾燥状態を保ってはいない。また，乾燥溶媒を吸い取るピペット(パスツールピペットが多い)やシリンジ，針なども事前に125℃で一晩以上乾燥させ，使用までデシケーター内に保存しておくとよい。

〈乾燥剤の種類とその特性〉

① 塩化カルシウム

　最も一般的な乾燥剤。予備的な乾燥を行うのに適しており，含水量を0.1％程度までにすることができる。30℃以下で7水和物をつくるので吸湿量は多いが，吸水速度は遅く乾燥に時間を要する。また，アミンやアルコール，フェノール，酸などの乾燥には適さない。

② 硫酸ナトリウム，硫酸マグネシウム

　中性であるため，ほとんどすべての溶媒に使える。溶媒そのものの乾燥剤としてよりもむしろ，反応溶媒や抽出溶媒の乾燥剤として重要。硫酸ナトリウムは33℃以下で10水和物をつくり，吸湿量は大きいが吸水速度は遅い。硫酸マグネシウムは，48℃以下で7水和物をつくるから相当量の水を除くことができ，吸水速度は硫酸ナトリウムよりも速い。

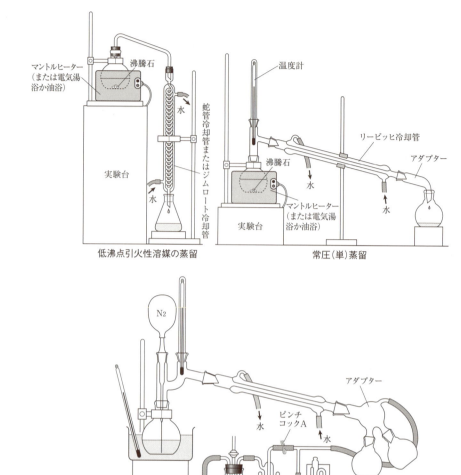

化学同人編集部編：新版　続・実験を安全に行うために，化学同人(1987)
図1　蒸留装置

③　硫酸カルシウム

　中性であるため，たいていの溶媒に使用でき，しかも五酸化二リンにつぐ乾燥力を有し，含水量を0.05％程度にすることができる。

④　五酸化二リン

　吸水力が強く，無水の溶媒を得るための優れた乾燥剤である。強い脱水作用のため，皮膚につくと腐食性を示したり，発熱を伴って激しく反応したりするので取扱いが面倒で，また溶媒との反応や触媒作用があるため不活性な溶媒にのみ用途が限られる。エーテル，炭化水素，ニトリルなどの乾燥に用いられ，ケトン，アミン，アミド，酸などには適さない。

⑤　炭酸カリウム

　2水和物をつくり吸水量，吸水速度ともかなり良好なのでエステル，ニトリ

ル，ケトンなどの乾燥に用いる。酸性溶媒には不適

⑥　水酸化ナトリウム，水酸化カリウム

　　アミンなどの塩基性溶媒を含水量0.1％程度にまで乾燥できる。また溶媒中，微量に含まれる酸成分を除くにもよい。テトラヒドロフラン，ジオキサンなどの予備乾燥にも利用される。

⑦　金属ナトリウム

　　エーテル，炭化水素類の乾燥に金属ナトリウムが使われる。塩化カルシウムなどで予備乾燥を行い蒸留精製した溶媒に，ナトリウムプレスにより細線状化した金属ナトリウムを加え乾燥できる。また，沸点が高いものの乾燥には，金属ナトリウムを加えて加熱還流したのち蒸留する。ただし，危険な金属であるので，取扱いは熟練者の指導のもとで行うこと。

⑧　水素化アルミニウムリチウム

　　エーテル類に可溶で，その乾燥に用いられる。金属ナトリウムよりいっそう強力である。溶媒は，前もって予備乾燥を行っておくことが必要である。水素化アルミニウムリチウムを加えて還流を行ってから蒸留すれば，不純物のヒドロペルオキシドを除くこともできる。水素化アルミニウムリチウムを加えて蒸留を行う場合には，爆発の危険を伴うため溶媒が乾固するまで蒸留してはならない(全体が1/4程度に濃縮されたところで蒸留をやめるべきである)。また，沸点の高いエーテル類(100℃以上)の乾燥に使用してはならない。

⑨　水素化カルシウム

　　水素化カルシウムは適用範囲が広く，炭化水素，エーテル，アミン，DMSO，t-ブタノールなどの乾燥に用いられる。縮合反応の触媒となるため，アルデヒド，活性なケトン，酸などのカルボニル化合物の乾燥には不適である。水と反応した水素化カルシウムの表面は容易に崩れ落ち，常に新しい表面ができるので有効である。

⑩　結晶ゼオライト(モレキュラーシーブ)

　　モレキュラーシーブの名称で知られている。五酸化二リンにつぐ吸水力をもち，ほとんどの溶媒に使用可能であるが強酸と強アルカリで不安定。水蒸気圧が小さい場合にも有効で，高温にしても(～200℃)吸水力は落ちない。潮解性，膨潤などの性質もないことから，取扱いは極めて容易で便利である。市販品は相当量の水を含むので，磁性皿上で直火加熱を1，2時間行ってからデシケーター中に放冷するか，マッフル炉があれば350℃以上で約2時間以上加熱すれば再生できる。ただし，乾燥活性化後のモレキュラーシーブを勢いよく可燃性有機溶媒に加えないこと(発火する場合がある)。市販品は結晶の細孔の大きさで分類され，除きたい分子サイズ別になっている。

・モレキュラーシーブ3A＝孔径3Å：水やアンモニアなどの3Å以下の分子を取り込む。

・モレキュラーシーブ4A＝孔径4Å：水やアンモニアの他，メタノール，エタ

ノール，1-プロパノールまでを取り込む。
- モレキュラーシーブ5Ａ＝孔径5Å：1-ブタノールや塩化メチレンまでを取り込む。
- モレキュラーシーブ13Ｘ＝孔径10Å

（3） 気体の乾燥法

気体の乾燥で固体の乾燥剤を使用する場合は，その気体が反応しないものを選ぶこと。通常，乾燥管に詰めた硫酸ナトリウムや硫酸マグネシウム，粒状シリカゲルなどは，酸性，塩基性に影響されることなくほとんどすべての気体の乾燥に使用が可能である。しかし，塩化カルシウム管に詰めた塩化カルシウムは強酸性の気体には適さない。また五酸化二リンや粒状水酸化ナトリ

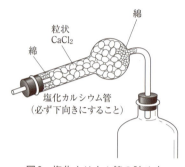

図2　塩化カリウム管の詰め方

ウム，生石灰などは，乾燥に用いることができないそれぞれの気体がある（例：アンモニアは五酸化二リン使用不可，塩化水素は水酸化ナトリウム使用不可など）。

濃硫酸や濃塩酸などの液体に通過させることによる気体乾燥も，化学反応ではよく用いられる気体の乾燥方法であり，ガス洗浄びんが器具として用いられる。ただし，これも乾燥に用いることができない気体がそれぞれあるので注意すること。

9 高圧ボンベの種類と取り扱い

9-1 高圧ガスボンベの種類

高純度の気体を高圧ガスボンベとして購入できる。表8に主なものを挙げたが，ペイントで色分けされているので危険性の高いガスのボンベには注意が必要である。二酸化炭素ボンベは，サイホン式（首に黄色のラインあり）とそうでないものがある。また，可燃性気体やヘリウムガスは圧力調整器の接続ナットが逆ネジとなっているので注意すること。

表8　高圧ガスボンベ

ガスの種類	ボンベの色	備　　考
酸　素	黒	グリースなどの使用不可
窒　素	灰	
ヘリウム	灰	
水　素	赤	可燃性，爆発限界広い
二酸化炭素	緑	
一酸化炭素	灰	可燃性，毒性，爆発限界広い
アンモニア	白	可燃性
塩　素	黄	毒性
塩化水素	灰	毒性，湿気，火気に注意
アセチレン	褐	可燃性，爆発限界広い
酸化エチレン	灰	可燃性，毒性，爆発限界広い
塩化メチル	灰	可燃性，毒性
ホスゲン	黄	毒性

9-2 高圧ガスボンベの取り扱い

〈高圧ガスボンベを取り扱う際の注意〉

① ボンベにショックを与えないこと。使用時は専用のボンベ架台へ常に立てて用いる。移動時は滑車付きのボンベ架台を用いる。
② 弁のある部分が特に柱に衝突して曲がったり，壊れたりするため，運搬のときはキャップをかぶせる。
③ 直射日光下に放置すると熱せられるので注意。
④ 使用時は圧力調節器（減圧弁）をつけ，メインバルブは全開にする。

〈圧力調節器の使用法〉

　ボンベは7 m³サイズで全容約40 Lの鋼鉄製ボンベ（約150気圧）に充填され，気体内容量6,000～7,000 Lのガスとして販売される。このボンベから

ガスを取り出すには，圧力調節(調整)器(減圧弁, reducing valve)をボンベに取りつけて行う(図3)。ボンベに圧力調節器を取りつけた場合は，石けん液などで漏れがないかどうかをよく確かめる。

〈ガスの取り出し操作法(図3)〉

A：元栓(メインバルブ)は，完全に閉めるか，十分に最後まで開け少し戻す(左回し)。
B：減圧弁の接続ナットで時計回りで閉まる。これに対し，水素用減圧弁は左回し(反時計回し)で閉まるようになっていて，共用できないようになっている。水素ガスは取り出しに際してよく発火などを起こし，特に酸素用バルブ(窒素と同じ)との共用は危険であるからねじの方向を逆にしてある。

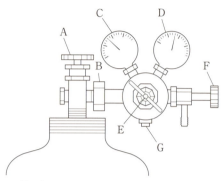

元栓Aを開けるときは，減圧弁が顔の前にこないように注意して開ける。

図3　圧力調節器

C：ボンベの一次圧用ゲージで通常250kgまで目盛りがある。
D：流出ガス圧ゲージ。いずれもその約70%の圧力を赤字で示してある。これは圧力がかかって圧力計が振り切れるのを防ぐため，赤字の圧力以上では安全弁(G)がはたらいてガスが漏れるようになっている。
E：流出ガス開閉の押しねじで，時計回りに押しこむと栓が開き，反時計回しにするとゆるくなって栓が閉まる。
F：流出口。EとFとを使いこなすことによって流出ガス圧を適度に調整する。

〈ガスを取り出す手順〉

まず栓E，Fが閉じた形で元栓Aを開ける。このときCはボンベ圧を示す。次にFを開放し(反時計回しにして)，Eを時計回りしにしてねじ込む。そうすると次第に手ごたえがあり，Fよりガスが出はじめる。こうした状態では圧力計Dはほとんど動かずにいる。Dが赤字圧をこすと，安全弁がはたらいてガスが漏れる。

使用後は圧力計内に圧力がかからないように弁内のガスを完全に抜く。

＊ボンベのガスは，圧力計Cの指示がゼロになるまで使い切ってはいけない。いつも数気圧残しておいて詰め替えしなければ，空気が混入する恐れがある。このことは，特に水素ボンベのときに注意しなければならない。また，ボンベは3年に一度は耐圧試験を受けなければ詰め替えはできない。

参 考 文 献

(財)日本食品分析センター編：分析実務者が書いた五訂日本食品標準成分表分析マニュアルの解説，中央法規(2001)

菅原龍幸，前川昭男監修：新・食品分析ハンドブック，建帛社(2000)

堺敬一，伊達洋司，星祐二著：フローシート食品学実験，3版，アイ・ケイコーポレーション(2002)

片岡榮子，古庄律，安原義編：栄養学・食品学を学ぶヒトのための食品化学実験，第2版，地人書館(2003)

フィーザー：有機化学実験，丸善(1980)

印南敏，桐山修八編：改訂新版・食物繊維，第一出版(1995)

日本化学会編：化学便覧　基礎編 II，丸善(2004)

化学同人編集部編：新版　続・実験を安全に行うために，化学同人(1987)

大学基礎化学教育研究会編：大学の基礎化学実験，学術図書(1968)

徂徠道夫ほか著：学生のための化学実験安全ガイド，東京化学同人(2003)

金田尚志，植田伸夫編著：過酸化脂質実験法(増補版)，医歯薬出版(1987)

五十嵐脩，島崎弘幸編著：生物化学実験法〈34〉過酸化脂質・フリーラジカル実験法，学会出版センター(1995)

文部科学省科学技術・学術政策局政策課資源室監修　安井明美，渡邊智子，中里孝史，渕上賢一編：日本食品標準成分表2015年版(七訂)分析マニュアル・解説，建帛社(2016)

(財)日本食品分析センター編：分析実務者が解説　栄養表示のための成分分析のポイント，中央法規出版(2007)

山下市二ほか著：日本農芸化学会誌 48 p.151-154(1974)

日本食品標準成分表2015年版(七訂)分析マニュアル　http://www.mext.go.jp/a_menu/syokuhinseibun/1368931.htm

索　引

あ

Rf 値	19, 146, 148
ICP	16
ICP 発光分光法	17
アスコルビン酸	121
圧力調節器	177, 178
アミノ酸分析	63
アミログルコシダーゼ	82
アルキルピラジン類	153
アルドース	65
α-アミラーゼ	82
α-カロテン	108, 111
アルミナカラム	110
アンスロン-硫酸法	70

い

ED$_{50}$値	149
EDTA	99
イオン交換樹脂	135
一次標準液	2
1, 10-フェナントロリン吸光光度法	96
移動率	19
インドフェノール	125

う

ウイス試薬	34

え

エステル化	40, 41, 137
SPME（固相マイクロ抽出）法	150
NaCl	101
NADP	127
塩化カルシウム	173, 176
塩化銀	105
円筒ろ紙	37

お

オイゲノール	145, 148, 149

か

ODS 系逆相カラム	116, 112, 119
オートクレーブ	128
オサゾン	121
オリゴ糖	65

か

過酸化物価	50
過酸化抑制作用	141
ガスクロマトグラフィー（GC）	21, 40, 46
ガラスセル	10
ガラスフィルター入りろ過器	147
カラム	20
カリウム	91
カルシウム	98
カルシウム管	159
乾式灰化法	91
干渉	16
緩衝液	170
乾燥剤	173
乾燥助剤	27

き

希酸抽出法	90
キサントプロテイン反応	56
規定度	168
揮発法	1
キャピラリーカラム	22
キャリアガス	21
吸引びん	160
吸光光度法	8
吸光度	72, 81, 94, 129
吸着剤	18
キレート滴定	2, 3, 99

く

クエン酸	133
クリーンベンチ	130
クロム酸カリウム	105
クロロホルム-メタノール抽出法	38

け

ケイ砂	27
結晶ゼオライト	175
結合水	25
ケトース	65
ケルダール法	57
減圧蒸留	173
けん化	33
原子吸光分光法	13, 91, 95, 98
検量線	48, 94

こ

高圧ガスボンベ	177
香気成分	150
香気抽出法	150
抗酸化活性	139
抗酸化活性物質	142
高周波誘導結合プラズマ	17
高速液体クロマトグラフ（HPLC）	63
高速液体クロマトグラフィー（HPLC 法）	19, 20, 108
五酸化二リン	174
コニカルビーカー	158
コレステロール	46

さ

酢酸	131
酸価	48
酸化還元滴定	2, 3
三角架	158
三角フラスコ	158
酸化第一銅	76

し

GC	137
紫外光透過限界	11
示差屈折率（RI）検出器	21
脂質過酸化物	50
指示薬	2
質量/体積パーセント濃度	167

質量パーセント濃度············167
質量モル濃度············168
シュウ酸············133
自由水············25
充填剤············20
重量分析············1
縮分············23
蒸留装置············174
シリカゲル············18, 25
シリカゲルカラム············41
シリカゲル系順相カラム············122

す

水蒸気蒸留抽出法············150
水素炎検出器(FID)············22
水素炎イオン化検出器············43
水溶性食物繊維(SDF)············82
水流ポンプ(アスピレータ)············161
すり合わせ器具············161

せ

SAFE 法············150
石英セル············10
セリワノフ反応············67
セルの洗浄············10
ゼロ補正············12

そ

総有機酸············133
測定精度············11
ソックスレー抽出法············36
ソモギー・ネルソン法············80

た

体積パーセント濃度············167
体積モル濃度············167
多糖············65
単糖············65

ち

チアミン············116
チオバルビツール酸············141
抽出法············1
中和滴定············2, 3, 4
陽イオン交換カラム············63

沈殿形············2
沈殿滴定(モール法)············3
沈殿法············1

て

t_R············20
DAD············21
DPPH············139
DPPH ラジカル············146
滴定············6
デシケーター············25, 160
鉄············95
テナックス············150
テフロン············164
電気定温乾燥器············25
電気マッフル炉············88
デンプンの定量············78

と

時計皿············158
トリアシルグリセロール············34
トリアシルグリセロール当量
············43

な

ナイアシン············127
ナイアシン当量············130
内部標準物質············46
ナス型フラスコ············159
ナトリウム············91
ナトリウムイオン電極法············101

に

ニコチン酸············127
ニコチン酸アミド············127
二次標準液············2
二波長吸光光度法············12
ニンヒドリン反応············55

ね

熱伝導型検出器(TCD)············22

は

バーフォード反応············68

パームチットカラム············118
薄層クロマトグラフィー
(TLC)············18
パラフィルム············164

ひ

ビアル反応············68
ppb············169
ppm············169
ビーカー············158
HEAT············112
比色分析法············8
微生物学的定量法············127
ひだ付きろ紙············145
ビタミン A············108
ビタミン B$_1$············116
ビタミン B$_2$············119
ビタミン C············121
ビュレット············6, 160
ビウレット反応············53
秤量形············2
秤量びん············158

ふ

ファーネス法············15
フードプロセッサー············24
フェノール性成分············144
フェノールフタレイン············3, 5
不溶性食物繊維(IDF)············82
プラスチック製品············163
フラボノイド············144
フレーム原子化法············14
フレーム法············14
プレカラム法············64
プロスキー変法············82
プロテアーゼ············82
プロビタミン A············111
ブロムフェノールブルー
(BPB)指示薬············96

へ

β-カロテン············108, 111
β-クリプトキサンチン············108, 111
ヘッドスペースガス法············150
ベネジクト反応············67
ベルトラン(Bertrand)法············75

ほ

ポーラスポリマー樹脂
　吸着法‥‥‥‥‥‥‥‥‥‥‥150
ホールピペット‥‥‥‥‥‥‥‥160
保持時間‥‥‥‥‥‥‥‥‥‥‥75
ポストカラム法‥‥‥‥‥64, 116
ホモジナイザー‥‥‥‥‥‥‥‥24
ポラパック Q‥‥‥‥‥‥150, 153
ポリエチレン‥‥‥‥‥‥‥‥‥163
ポリスチレン‥‥‥‥‥‥‥‥‥163
ポリプロピレン‥‥‥‥‥‥‥‥163
ホルモール滴定法‥‥‥‥‥‥‥61

ま

マグネチックスターラー‥‥‥‥52
マロンジアルデヒド‥‥‥‥‥141

め

メスシリンダー‥‥‥‥‥‥‥160
メスピペット‥‥‥‥‥‥‥‥160
メスフラスコ‥‥‥‥‥‥‥‥160
メチルオイゲノール‥‥145, 148, 149

も

モーリッシュ反応‥‥‥‥‥‥‥65

モール法‥‥‥‥‥‥‥‥‥‥105
モル吸光係数‥‥‥‥‥‥‥‥‥9
モレキュラーシーブ‥‥‥173, 175

ゆ

有機溶媒の性質一覧‥‥‥‥‥171
有効数字‥‥‥‥‥‥‥‥‥‥viii

よ

ヨウ素デンプン反応‥‥‥‥‥69
溶媒抽出法‥‥‥‥‥‥‥‥‥150
容量分析‥‥‥‥‥‥‥‥‥‥‥2

ら

ラジカル消去活性‥‥‥‥‥‥139
ランベルト（Lambert）・
　ベールの法則‥‥‥‥‥‥‥‥8

り

リボフラビン‥‥‥‥‥‥‥‥119
リモネン‥‥‥‥‥‥‥‥‥‥151
硫酸カルシウム‥‥‥‥‥‥‥174
硫酸ナトリウム‥‥‥‥‥‥‥173
硫酸マグネシウム‥‥‥‥‥‥173
リン‥‥‥‥‥‥‥‥‥‥‥‥93

リンゴ酸‥‥‥‥‥‥‥‥‥‥133

る

るつぼ‥‥‥‥‥‥‥‥‥‥88, 158

れ

冷却管‥‥‥‥‥‥‥‥‥‥‥159
レチノール‥‥‥‥‥‥‥‥‥108
レポートの構成‥‥‥‥‥‥‥‥x

ろ

ろうと‥‥‥‥‥‥‥‥‥158, 159
ロータリーエバポレーター‥‥‥39
ろ過鐘‥‥‥‥‥‥‥‥‥‥‥160

わ

分取 TLC‥‥‥‥‥‥‥‥145, 148

著者紹介

編著者

森光康次郎（もりみつ　やすじろう）

お茶の水女子大学大学院人間文化創成科学研究科教授　博士（農学）
名古屋大学大学院農学研究科博士課程修了，静岡県立大学食品栄養科学部・
名古屋大学農学部助手，お茶の水女子大学生活科学部助教授を経て現職
主要著書　「食と健康―情報のウラを読む―」（丸善）
　　　　　「食品学―食品成分と機能性」（東京化学同人）

新藤　一敏（しんどう　かずとし）

日本女子大学家政学部教授　博士（農学）
東京大学大学院農学研究科修士課程修了，キリンビール（株）勤務，
日本女子大学家政学部専任講師・准教授を経て現職
主要著書　「食品分析化学」（東京化学同人）
　　　　　「食品の保健機能と生理学」（アイ・ケイ コーポレーション）

著　者

飯島　陽子（いいじま　ようこ）　　工学院大学先進工学部応用化学科教授　博士（学術）

和泉　秀彦（いずみ　ひでひこ）　　名古屋学芸大学管理栄養学部教授　博士（農学）

伊藤　圭祐（いとう　けいすけ）　　静岡県立大学食品栄養科学部准教授　博士（農学）

伊藤　創平（いとう　そうへい）　　静岡県立大学食品栄養科学部准教授　博士（農学）

木村　ふみ子（きむら　ふみこ）　　尚絅学院大学健康栄養学群准教授　博士（農学）

丹羽　利夫（にわ　としお）　　修文大学健康栄養学部准教授　博士（農学）

濵渦　康範（はまうず　やすのり）　　信州大学農学部教授　博士（農学）

矢内　和博（やない　かずひろ）　　松本大学人間健康学部准教授　博士（農学）

（五十音順）

図解　食品学実験

初版発行　2018年3月30日
初版4刷　2023年3月30日

編著者ⓒ　森光康次郎
　　　　　新藤　一敏

発行者　森田　富子
発行所　株式会社　アイ・ケイコーポレーション
　　　　〒124-0025　東京都葛飾区西新小岩4-37-16
　　　　Tel 03-5654-3722（営業）
　　　　Fax 03-5654-3720

表紙デザイン　㈱エナグ　渡部晶子
組版　㈲ぷりんてぃあ第二／印刷所　㈱エーヴィスシステムズ

ISBN 978-4-87492-352-8 C3077